Dr M. JEANNERET-MINKINE

LE TYPHUS EXANTHÉMATIQUE

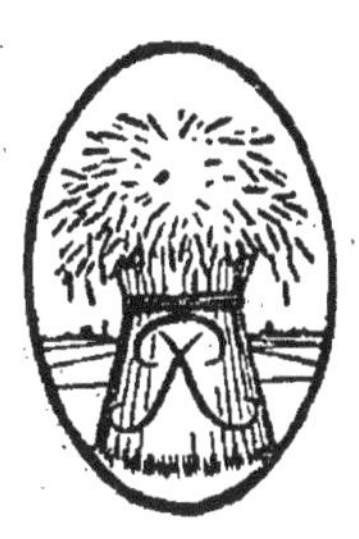

PARIS
LIBRAIRIE PAYOT & Cie
106, BOULEVARD SAINT-GERMAIN, 106
1915

LE TYPHUS EXANTHÉMATIQUE

Dr M. JEANNERET-MINKINE

LE TYPHUS EXANTHÉMATIQUE

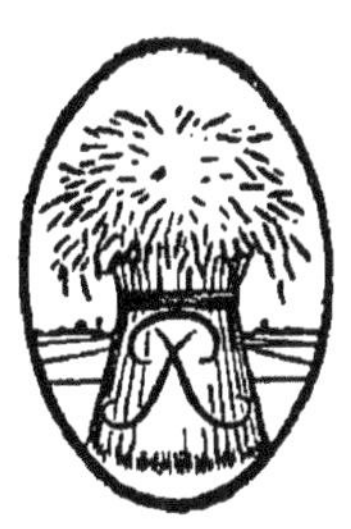

PARIS
LIBRAIRIE PAYOT & Cie
106, BOULEVARD SAINT-GERMAIN, 106
1915

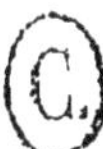

LE TYPHUS EXANTHÉMATIQUE

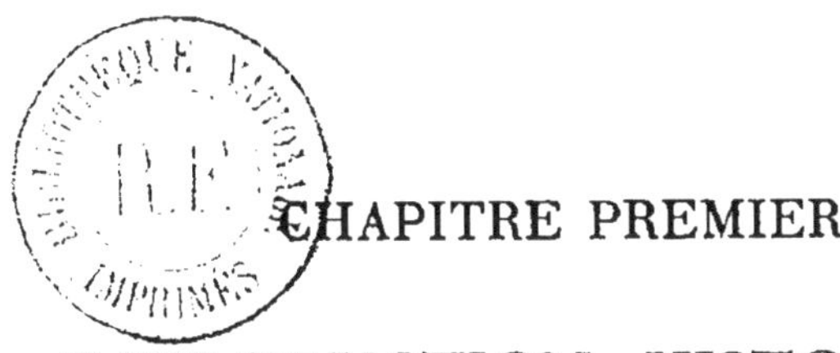

CHAPITRE PREMIER

INTRODUCTION. HISTORIQUE

L'histoire du typhus exanthématique, c'est celle de toutes les guerres qui ensanglantèrent le monde.

S'il n'était pas encore différencié alors des autres grandes maladies épidémiques, le typhus exanthématique semble avoir existé cependant de toute antiquité. Depuis les temps où Moïse étendit son bâton et fit sortir des poux de la poussière de la terre, tant que tout le peuple d'Egypte en fut couvert, jusqu'à notre siècle, presque partout où les hommes s'assemblèrent en armées pour se ruer les uns sur les autres la vermine transporta des uns sur les autres le virus fatal qui en tua plus que le fer et le feu.

Dans la description que donne Thucydide de la grande peste qui décima les Grecs après les guerres du Péloponèse on reconnaît déjà le typhus qui pendant des siècles s'appela le typhus des armées.

Murchison dans son ouvrage aujourd'hui encore classique sur cette maladie en raconte l'histoire longue et terrible que nous ne pouvons détailler ici.

Lors des guerres de Napoléon, le typhus exanthématique qui avait déjà anéanti des armées dans la guerre de trente ans, recommença ses ravages.

Après la retraite de Russie, à Smolensk, à Vilna, à Tilsit, l'épidémie fut atroce. Elle tua plusieurs centaines de mille hommes, et de la grande armée, si beaucoup résistèrent au froid et à la faim, bien peu survécurent à l'épidémie. Ceux qui aiment à lire les mémoires des soldats échappés aux désastres de la fin du grand règne, gardent une impression profonde de ces villes où croyant rencontrer une armée de soutien solide, les fuyards ne retrouvaient que des caves où des milliers de typhiques gisaient sur la paille.

Après Waterloo, l'épidémie s'éteignit, laissant ci et là quelques foyers endémiques en Prusse orientale, en Silésie, en Irlande, foyers qui existent encore aujourd'hui.

En Irlande, de 1846 à 1848, ce fut une forte épidémie, puisque Murchison évalue à 300,000 le nombre d'hommes qui en moururent ; ce foyer donna en 1880 934 décès par typhus exanthématique, en 1909, il n'y en avait plus que 43.

En 1855, avec la guerre de Crimée, nouveau réveil de la maladie. Wiener[1] estime à 800,000 hommes le nombre de ceux qui en furent malades

[1] *Wiener Klin. Wochenschr.*, 1915, N° 15.

chez les Russes, les Français et les Turcs. Les Anglais en perdirent peu. Voici les chiffres que donne Krause[1] concernant l'armée française : Morts de maladies 31,615 dont 17,515 de typhus. Morts par les armes 20,240.

Dans la guerre d'Italie en 1861, nouvelle épidémie légère.

La guerre franco-allemande de 1870 fut une des premières où le typhus exanthématique ne fit pas de victimes.

En 1878, en revanche, dans la campagne russo-turque, Krause rapporte que dans l'armée russe 43,985 moururent de maladies typhiques et 34,742 seulement de plaies ; on y note déjà le terrible tribu qu'y payèrent les médecins.

Vers 1877, le foyer de la Prusse orientale se réveilla. Dans les hôpitaux prussiens on en compta 10,600 cas en 5 ans (Gottstein). Depuis lors la maladie en a presque disparu.

La Russie reste encore le foyer endémique principal puisqu'en 1911 on y enregistrait 112,000 décès par typhus, dans les populations pauvres surtout.

Le Maroc en est infecté aussi, le corps expéditionnaire français y en a souffert. L'Algérie l'est moins et Tunis en est aujourd'hui débarrassé grâce à l'initiative de Nicolle et ses collaborateurs.

En Egypte, en Hollande, on en trouve par ci par là.

---

[1] Mohr et Stæhlin. *Lehrbuch der inneren Medizin*, 1911.

En Amérique, dans les Montagnes rocheuses, existe une forme de typhus un peu différente du typhus d'Europe.

En Chine, où il est assez bénin chez les autochtones, il fait parfois des victimes dans les colonies européennes. La Turquie et l'Asie Mineure enfin en sont des foyers endémiques aussi. En 1893 il y eut une faible épidémie d'exanthématique dans le nord de la France et jusqu'à Paris [1].

En 1912-1913, les guerres balkaniques furent l'occasion d'un nouveau réveil du contage dans les armées combattantes, mais il y fit des victimes en nombre modéré.

Ces dernières années la plupart des médecins européens ne connaissaient plus cette maladie que par leurs livres ; ils la considéraient comme une infection passée de mode, qu'ils ne verraient jamais, ou bien exotique comme la peste. Beaucoup d'entr'eux ont déjà dû modifier leur opinion là-dessus. Lentement, avec la guerre de 1914-1915, ses énormes accumulations d'hommes et ses misères, le typhus exanthématique renaît et s'impose à l'attention. Il a frappé déjà durement les uns ; jouera-t-il dans la guerre mondiale le rôle qu'il a joué aux temps de Napoléon et sous les murs de Sébastopol ? C'est une maladie d'hiver surtout. Que nous réservera la campagne d'hiver 1915-1916 ?

---

[1] Thoinot. *Paris Médical*, 1915, N° 49-50.

La France, l'Angleterre et l'Italie semblent en être encore indemnes, malgré la présence dans leurs rangs de soldats de régions infectées.

En Allemagne, les statistiques sanitaires annoncent une centaine de nouveaux cas d'exanthématique, au plus, chaque mois dans la population du pays. Mais de nombreux camps de prisonniers russes en sont infectés. En outre, ces chiffres modestes ne doivent pas concerner les armées allemandes combattant en Russie et se gardant bien d'évacuer les cas de typhus exanthématique dans leur pays. Divers indices font croire en effet que le typhus y existe malgré les mesures très énergiques qu'on y prend contre la vermine. Ainsi la littérature médicale sur ce sujet s'y multiplie d'une façon symptomatique. Récemment en sont morts plusieurs des sommités de la science médicale allemande, de ceux qui ont le plus étudié cette affection, je veux parler du professeur Jochmann de Berlin, de Prowazeck de l'Institut des maladies tropicales de Hambourg, de Cornet de l'Institut Koch pour l'étude des maladies infectieuses, de Lüthje de Kiel.

En Autriche-Hongrie, les chiffres annoncés officiellement sont d'environ 1500 cas nouveaux par mois et ne paraissent pas diminuer jusqu'à la fin d'août 1915 où s'arrêtent mes renseignements. Ce nombre est déjà respectable, surtout si on songe à la grande mortalité dans cette maladie chez les occidentaux.

En Russie on ne donne aucun chiffre ; mais de source privée on m'affirme que la morbidité par typhus y est très considérable, ce qui n'aurait rien de surprenant puisque le pays, la Pologne et la Volhynie y compris, en est infecté déjà en temps de paix. Mais il importe de noter que chez les Russes du peuple, quelque peu vaccinés par les infections successives de leurs parents, le typhus exanthématique donne une mortalité infiniment moindre que chez les Allemands ou les Français.

En Turquie les conditions semblent être les mêmes qu'en Russie.

Mais jusqu'à maintenant c'est la Serbie qui paraît avoir, toutes proportions gardées, payé le plus lourd tribu au contage. Ayant assisté à l'éclosion de cette épidémie, à sa période maximale et au début de son déclin, je puis sans être taxé d'indiscrétion et en restant très modeste dans mes appréciations, évaluer à plus de 100,000 le nombre de morts du typhus exanthématique de janvier à fin avril 1915 dans l'armée serbe, chez les prisonniers internés en Serbie et dans la population civile. Aujourd'hui l'épidémie est pratiquement arrêtée.

Ayant soigné plusieurs centaines de cas dont de nombreux médecins, y ayant perdu plusieurs collègues et amis, ayant moi-même fait un typhus exanthématique grave, ayant en outre parcouru plusieurs hôpitaux, interrogé les médecins et basé ainsi mon expérience sur plusieurs milliers de cas, j'ai cru utile d'en faire part au corps médical appelé à protéger le pays et l'armée contre cette maladie qui en temps de guerre peut être pire que le choléra ou la peste, mais contre laquelle on peut lutter victorieusement.

CHAPITRE II

SYMPTOMES DU TYPHUS EXANTHÉMATIQUE

I. TABLEAU CLINIQUE DU TYPHUS EXANTHÉMATIQUE TYPIQUE

A lire les descriptions anciennes ou récentes du typhus exanthématique, on constate des divergences telles entre les observations présentées comme cas typiques qu'on pourrait se croire en présence de plusieurs maladies différentes. En fait, s'il existe autant de formes de typhus qu'il y a de typhiques, deux types cliniques se dégagent de la masse : Le type endémique observé surtout chez des vagabonds et des miséreux et décrit dans presque tous les livres classiques et le type épidémique, le typhus des armées, où le passage rapide du virus d'un homme à un autre tend à diminuer certains éléments comme l'exanthème et à en accentuer d'autres, les phénomènes toxiques en particulier.

C'est ce dernier type que je décrirai, me servant de mon auto-observation, ayant eu moi-même le typhus exanthématique sous la forme qui m'a paru la plus fréquente dans l'épidémie dont j'ai été témoin.

Stade d'incubation : Dans le typhus, comme dans toutes les maladies infectieuses, il s'écoule un certain temps entre le moment où le virus pénètre dans l'organisme et le début des symptômes morbides. *La période d'incubation dure de 6 à 15 jours, une semaine dans la majorité des cas.*

En Serbie, au moment où l'épidémie était à son maximum de violence, plusieurs de mes infirmiers tombèrent malades une semaine après leur entrée en fonctions. Un médecin suisse prit le typhus 10 jours après son arrivée dans la zône contaminée.

Murchison cite des cas où l'incubation n'aurait duré qu'un seul jour. D'autres auteurs anciens parlent d'incubations de plusieurs mois. Il s'agit probablement d'observations imparfaites.

Si un vagabond qui ne s'analyse guère, ou un soldat épuisé de fatigue peuvent déclarer n'avoir éprouvé aucun prodrome pendant les jours qui précédèrent la fièvre, un homme qui s'observe peut souvent déterminer le moment où il a été infecté, car en règle générale l'humeur s'altère d'un jour à l'autre.

Plusieurs de mes collègues me dirent bien avant la fièvre qu'ils étaient pris : Le Dr H., médecin très actif et gai devient d'un jour à l'autre insociable, inquiet, il néglige son travail ; une semaine après il est pris du typhus exanthématique. Moi-même en rentrant d'un voyage d'un jour, je me sens fatigué, dégoûté, je perds mon optimisme naturel, je me brouille avec mon entourage, je prends mauvaise mine et 10 jours après, la fièvre commence.

L'altération des traits, la mine de lendemain de fête est parfois si frappante, accompagnée d'une rougeur des conjonctives, que chez plusieurs prisonniers autrichiens travaillant à mon hôpital j'ai pu prévoir l'infection quelques jours avant la poussée fébrile.

Cette période d'incubation est parfois accompagnée d'irrégularités dans la courbe thermique dès la piqûre infectante.

J'ai pu l'observer d'une façon très nette chez mon assistant le Dr St., qui prenait sa température matin et soir depuis plusieurs semaines. La courbe physiologique jusqu'alors, prit dans les huit jours qui précédèrent le typhus, une allure de tuberculose au début avec de fréquentes poussées vespérales jusqu'à 37°8, puis le Dr St. fit une forme très grave dont il mourut.

Période de début : Le typhus exanthématique se distingue de la fièvre typhoïde en ce qu'il débute plus rapidement quoique exceptionnellement par un frisson. Dans la majorité des cas que j'ai pu observer dès le premier jour (infirmiers, médecins), *la température monta peu à peu en 24 heures à 39°, sans frisson, s'y maintint deux à trois jours, parfois un seul et redescendit pendant une demi-journée à 38°, même plus bas, pour s'élever alors brusquement avec un frisson à 40° ou 40°5 et s'y maintenir en plateau pendant une douzaine de jours.* La courbe présente ainsi à son début comme un bec ou une colline séparée par une gorge des hautes régions où elle se maintient pendant la période d'état. Nicolle décrit un bec analogue au début de la courbe thermique du cobaye infecté expérimentalement de l'exanthématique.

Dans cette période de début les conjonctives sont souvent congestionnées, le visage animé par la fièvre est souvent plus vivant que pendant l'incubation. La peau ne présente aucune trace d'exanthème ; cependant elle peut dans certains cas rares se couvrir subitement d'une rougeur scarlatiniforme ou diffuse rappelant le « rash » de la variole et disparaissant en vingt-quatre heures.

Ce fut le cas chez le major M., administrateur de notre hôpital. Il gardait la chambre depuis huit jours, pris de malaises vagues sans fièvre élevée quand, un matin, il me fit appeler. Depuis la veille la température était montée à 39° et son corps s'était couvert de taches rouges minuscules et confluentes. Je le trouvai agité, assis sur son lit et dictant à haute voix son testament, je crois, à un personnage assis dans la pièce voisine. Je le calmai lui et sa famille en leur certifiant qu'il ne pouvait s'agir d'un exanthème typhique, celui-ci ne survenant pas avant le quatrième jour. Je l'isolai cependant, craignant la varioloïde. Le lendemain, en effet, la rougeur avait disparu ; mais la fièvre subsista et après une pseudo crise le troisième jour, elle s'éleva à 40°, le cinquième jour un exanthème typhique survint. Le patient succomba.

Dès les premiers jours la rate est agrandie à la percussion, souvent palpable. *Cette tuméfaction splénique est en général passagère et contraire-*

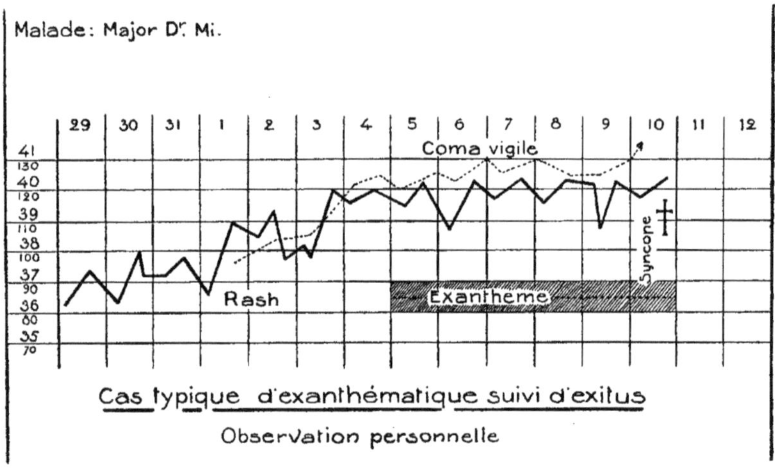

Cas typique d'exanthématique suivi d'exitus

Observation personnelle

ment à ce qui a lieu dans la fièvre typhoïde, elle disparaît d'ordinaire avant le milieu de la période d'état.

Pendant cette période de début j'ai rencontré rarement chez mes malades les symptômes graves cités par la majorité des auteurs.

Les trois premiers jours de mon typhus exanthématique je ne me suis pas senti plus mal que pendant l'incubation. J'étais fatigué, mais sans visage vultueux ni dyspnée. Avec 39° je suis encore monté à l'Acropole à pied, j'ai eu du plaisir à voir le Parthénon. J'ai même pu, sur le bateau m'amenant à Brindisi, sans grand effort, sûr de n'offrir aucun danger ayant fait désinfecter mes vêtements, manger à table, jouir du magnifique paysage avec une société qui ne s'est pas doutée de ma maladie. Vingt-quatre heures avant de tomber dans le coma vigile, espérant encore rentrer en Suisse pour m'y faire soigner, j'ai passé souriant devant le contrôle sanitaire du port. Le médecin à qui je voulus montrer comme les autres ma langue qui était d'ailleurs encore normale, me gratifia d'un geste amical : « Oh ! je vous en prie, cher collègue. »

Dans cette période de début, certains soldats se sentaient si peu atteints qu'ils ne s'annonçaient malades que vers le quatrième jour, terrassés alors par l'arrivée des symptômes graves.

Mon ordonnance, un vigoureux prisonnier Ruthène, ayant 39°, je lui intime l'ordre de monter dans une salle de malades et de s'y coucher. N'y pensant plus, je le revois trois jours après faisant mon lit et souriant jusqu'aux oreilles ; il m'explique que ce n'était rien, qu'il s'est guéri tout seul. Le même soir je le retrouve affalé sur le plancher de ma chambre avec 41°, un superbe exanthème et parfaitement incapable de monter tout seul dans une salle de malades.

Il est cependant un symptôme souvent très pénible dans les premiers jours du typhus, ce sont *les nausées et les vomissements.* On peut dire que la moitié des malades en souffrent et c'est souvent cela qui les amène à s'annoncer au médecin. D'autres fois c'est une trachéobronchite, une laryngite ou une angine.

C'est dans cette période que j'ai observé sur moimême pendant vingt-quatre heures une anesthésie cutanée de la main et du bras droit jusqu'au dessus du coude, interrompue dans la région deltoïdienne et reprenant en courroie de sac devant la clavicule et le pectoral. Cette anesthésie était totale pour la douleur, partielle, mais notable pour le contact et la sensibilité thermique. Le sens musculaire était conservé. Il n'y avait aucun fourmillement. Le lendemain au réveil tout était rentré dans l'ordre.

La période d'état s'établit vers le quatrième jour avec un ou plusieurs frissons.

En quelques heures je me sentis assommé, incapable de marcher, j'avais mal à la tête. Le pouls devint rapide, le facies tiré, la langue sèche et la température monta à 40°. Mais ce n'était pas la fièvre seulement qui m'accablait, car je me sentais beaucoup plus mal que lors d'une crise de fièvre récurrente quelques mois auparavant où j'avais eu 40°5 également. Le plus pénible de tout était une angoisse immense sans aucun fondement moral, car m'intéressant vivement à cette maladie, j'étais presque content de l'avoir pour me rendre compte personnellement de ce qu'éprouve un typhique. Ce qui était d'ailleurs le commencement du délire.

C'est dans cet état que je me fis conduire dans un hôpital de Rome. Mais quoique traversant la ville Eternelle en voiture, je ne l'admirai pas. Il ne me reste de cette course que l'impression terrifiante du Château Saint-Ange qui me fit l'effet d'une masse sombre, implacable, s'avançant lentement en déployant ses ailes énormes comme pour m'écraser.

C'est le lendemain, *cinquième jour de la maladie que débute l'exanthème sous forme d'une roséole maculeuse* discrète, puis généralisée. Ces macules rouge-pâle sont souvent si peu marquées qu'il faut les chercher pour les voir. Nous étudierons ce symptôme plus loin, dans un paragraphe spécial. *Sur plusieurs centaines de cas je n'ai observé le passage à l'état pétéchial vrai que dans dix pour cent au maximum et presque uniquement chez des hommes de plus de 45 ans.*

En cela l'épidémie actuelle diffère d'autres épidémies et du type endémique décrit par les classiques, où le passage à l'état pétéchial semble être la règle.

L'exanthème disparaît au bout de quatre à huit jours.

Voici quel fut le status noté par le médecin qui me soignait, le septième jour : Malade étendu immobile sur le dos, la bouche ouverte, la langue sortant à moitié, sèche. Le regard est perdu dans le vide ; le malade délire doucement et ne répond pas aux questions. Pouls régulier 120, cœur et poumons normaux. Température 40°.

De cette période je n'ai guère de souvenir sinon une sensation de demi réveil désagréable lors des bains. Je ne reconnaissais personne que l'infirmier et je n'ai gardé aucun souvenir de ceux qui m'ont soigné ou visité alors. Je vivais dans un agréable délire guerrier comme il convient en 1915, où j'inventais des méthodes de guerre ingénieuses et où je noyais agréablement des légions de Bachi-Bouzouks aidé de Serbes, d'Autrichiens et de Suisses formant l'équipage d'un torpilleur français. Le même délire dût se prolonger durant toute ma maladie, car si je sonde ma mémoire, je retrouve une masse de péripéties et de paysages des Dardanelles et de la mer de Marmara que je n'ai jamais vus qu'alors dans mon délire.

Pendant la période d'état le malade est en général constipé. Dans quelques cas graves il est pris d'incontinence d'urine et des matières.

La langue sèche dans la plupart des cas se recouvre souvent ainsi que les dents d'un enduit brunâtre sanieux. On l'évite aisément en tenant propre la bouche du malade, et en maintenant libre la voie respiratoire nasale.

Quant à une odeur spéciale aux typhiques, on ne l'observe pas dans les locaux bien aérés.

Un phénomène qui frappe tous ceux qui ont soigné des typhus exanthématiques, c'est *la constance d'une insomnie complète* dans cette affection. Si l'on entre de nuit dans une salle occupée par ces malades on constate que personne ne dort : Les comateux délirent tout doucement ; de rares agités parlent fort et invectivent les murs ; ceux qui ont leur sensorium à peu près conservé se retournent sur leur lit et vous suivent des yeux l'air un peu stupide. C'est un spectacle assez pénible pour qui le voit pour la première fois.

Le douzième jour est en général un jour critique. Pendant la période où l'épidémie était la plus violente, presque tous les malades étaient atteints ce jour-là ou les suivants d'une *crise syncopale en hyperthermie :* le thermomètre monte vers 41°, le pouls déjà petit devient brusquement filant, sans aucune tension appréciable, les membres deviennent parfois flasques et les cornées insensibles, les pupilles très contractées ou même dilatées. On a alors l'illusion d'un accident de narcose.

Pendant ces jours-là les trois quarts des malades qui succombaient au typhus partaient d'une crise semblable.

Ces crises plus rares au début et dans la période de déclin de l'épidémie diffèrent des syncopes survenant après la chute thermique brusque dans la fièvre récurrente et la pneumonie. Si elles annoncent la diminution de la fièvre, elles la précèdent et n'en sont pas la conséquence. Elles sont comme une intoxication aiguë des centres nerveux et du cœur. Le sensorium y est toujours aboli.

J'ai fait moi-même une syncope semblable, elle ne m'a laissé aucune impression, aucun souvenir, tandis que lors de mon attaque de fièvre récurrente, j'ai fait une syncope cardiaque pure, avec pouls incomptable aussi ; mais sans aucune atteinte des centres psychiques, sans aucun signe d'intoxication et avec chute fébrile précédant la syncope.

Après la crise, dans le typhus exanthématique, la *température descend à la normale en lysis rapide durant trois à quatre jours.*

L'état général s'améliore dès la crise, avant la

chute fébrile déjà. C'est souvent comme une résurrection. Le pouls devient meilleur, le facies s'éclaircit, la langue devient humide et le malade mange de bon appétit.

S'il était dans le coma, il se réveille de bonne humeur, étonné, mais mélangeant pendant plusieurs jours les idées délirantes aux idées saines. Il se croit encore parfois le héros ou l'inventeur qu'il était dans son rêve et reste souvent dur d'oreilles quelques jours.

Convalescence : Il est rare d'observer une hypothermie marquée succédant à la fièvre ; la température devient rapidement physiologique ; le pouls est parfois très lent et les forces renaissent vite, plus vite qu'après une fièvre typhoïde. Dans notre hôpital, où la place était insuffisante, les convalescents se levaient déjà le quatrième jour et marchaient d'un lit à l'autre. Cependant, alors encore le cœur est faible ; tout mouvement brusque, tout effort, tout excès alimentaire se répercute de suite sur le pouls qui redevient petit et rapide.

Dans un hôpital voisin du mien et dont j'ai dû reprendre la surveillance, les deux médecins en étant morts, j'ai observé plusieurs cas d'exitus par syncope cardiaque au début de la convalescence chez des malades qu'on avait levés le second jour ou qui avaient mangé trop copieusement.

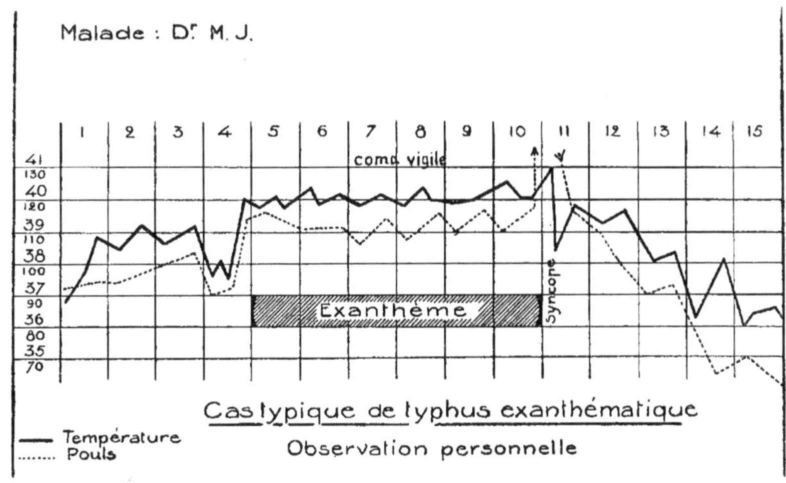

Cas typique de typhus exanthématique

Observation personnelle

Comme je l'ai dit, le convalescent a souvent de la peine à distinguer le vrai du délire dans ses souvenirs.

Ainsi moi-même au cinquième jour de la guérison, je me surpris racontant à un confrère une histoire de torpille aérienne dirigée au moyen d'ondes hertziennes que j'avais envoyée sur une ville ennemie. Tout à coup je m'aperçus que mon histoire était peu vraisemblable et ce n'est qu'en raisonnant, en me souvenant que j'étais médecin, neutre et incapable de manier une torpille que j'arrivai à renoncer à mon idée. Ce fut d'ailleurs l'affaire d'une seconde. La veille cependant j'avais causé sensément des propriétés du sérum de convalescent à un médecin venu me faire une ponction veineuse.

Le convalescent du typhus exanthématique est sujet à des tremblements, à des mouvements athétosiques parfois et à des vertiges.

Moi-même quinze jours après la guérison j'avais l'impression constante en marchant qu'on me tirait l'épaule droite en arrière et je devais faire un effort pour ne pas tourner.

Plusieurs de mes patients dans cet état avaient une démarche d'ivrognes. On s'y trompe d'autant plus facilement que le convalescent est encore intoxiqué. Il est excité, parle beaucoup et s'émotionne pour rien. Quant à moi, je n'ai jamais parlé l'italien aussi facilement qu'à cette époque.

Plusieurs mois après une atteinte de typhus grave il subsiste encore souvent de la dyspnée d'effort. Comme après la fièvre typhoïde, il n'est pas rare de voir les convalescents acquérir alors un notable embonpoint par ralentissement des combustions organiques et, fait important quand il s'agit de soldats, j'ai observé plusieurs cas de platipodie douloureuse consécutive à cette affection.

En résumé, *le typhus exanthématique est une maladie infectieuse à évolution cyclique où, à moins de complications d'ailleurs assez fréquentes ou d'exitus, la guérison survient infailliblement vers le quinzième jour. Il est accompagné dans la règle d'un exanthème plus ou moins caractéristique et de symptômes d'intoxication grave de l'organisme.*

II. AUTRES FORMES CLINIQUES

A côté des cas de typhus évoluant comme je viens de le décrire et représentant dans l'épidémie observée le 60 % environ du total, on peut distinguer d'autres types cliniques assez nets :

A. **Formes abortives :** Au fort d'une épidémie surtout, on voit des individus pris d'une fièvre élevée avec rate agrandie présentant tous les signes du typhus au début avec un exanthème net, un sensorium très diminué vers le cinquième jour et qui, brusquement avant la fin de la première semaine, entrent en convalescence.

J'ai observé plusieurs cas semblables où une erreur de diagnostic fut exclue par le fait que ces malades jouirent d'une immunité parfaite et purent sans danger fonctionner comme infirmiers pendant des mois, là où tous s'infectaient.

Il ne m'a pas semblé que certaines races soient plus portées que d'autres à faire des formes abortives.

B. **Formes frustes:** Sous ce nom je grouperai de nombreuses observations où la maladie évolua avec une bénignité extraordinaire, tout en durant parfois quinze jours, mais parfois quelques jours seulement. A aucun moment ces malades n'étaient dans un état vraiment typhique. Les uns avaient une fièvre ascendant au maximum à 39° avec un peu de bronchite et de céphalées ; mais continuaient à manger de bon appétit, à sortir tous seuls pour leurs besoins, sans aucun délire et très peu d'abattement. D'autres font une courbe à peu près classique, mais sans troubles psychiques.

Un de mes amis et confrères prit lui-même consciencieusement sa température trois fois par jour pendant tout le cours de sa maladie. Il avait 40° depuis 10 jours qu'il écrivait une carte à sa famille et des ordonnances médicales.

Beaucoup évoluent comme une simple grippe un peu prolongée et ce n'est que lorsque l'exanthème y est net qu'on peut poser le diagnostic avec certitude.

J'ai même vu un homme présenter un exanthème typhique avec un vague sentiment de lassitude sans que la température dépassât 38°.

En Serbie, c'est chez les soldats albanais et chez les prisonniers autrichiens de Galicie où l'infection existe à l'état endémique et a en quelque sorte vacciné la race, que ces cas frustes sont le plus fréquents. L'examen d'un grand nombre de courbes fébriles d'exanthématique prises en 1913 par M. le professeur Michaud et qu'il a bien voulu mettre à ma disposition, me fait croire que ces cas frustes étaient plus fréquents alors en Serbie que cette année-ci. Il paraît que dans les camps de prisonniers en Allemagne le typhus évolue d'une façon très bénigne chez les ressortissants de provinces russes endémiquement contaminées.

Chez les occidentaux je n'ai observé que très rarement des formes frustes. Il semble que le typhus augmente en malignité à mesure qu'on s'élève dans l'échelle sociale ; en Serbie nous avons tous été frappés de la gravité du typhus chez les médecins. Chez l'enfant, les cas frustes sont la majorité.

C. **Typhus exanthématique sans exanthème :** L'existence de cas semblables a été niée à plusieurs reprises et on comprend très bien que, en dehors d'une épidémie, il soit malaisé de les diagnostiquer. Cependant pour moi la question est tranchée dans un sens affirmatif.

Je possède la courbe thermique absolument classique d'un de mes infirmiers qui présenta tous les signes d'un typhus très grave avec tuméfaction splénique, coma, constipation persistante ; mais où mal-

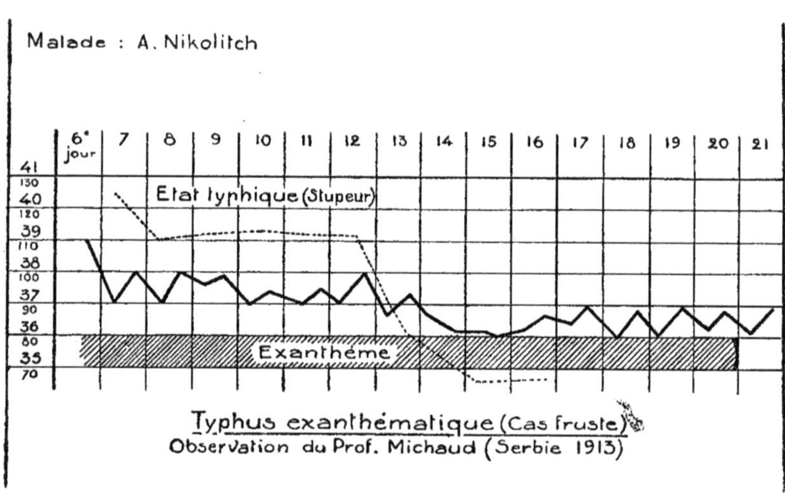

Typhus exanthématique (Cas fruste)
Observation du Prof. Michaud (Serbie 1913)

gré une peau blanche, franche d'effets de grattages, je n'ai pas trouvé un seul jour une seule tache d'exanthème. Ce malade continua après sa guérison à soigner des typhiques sans s'infecter à nouveau.

Bien plus fréquents sont les cas de typhus exanthématique où l'éruption ne se manifeste que par une ou deux macules très passagères.

Je me souviendrai toujours d'un de mes anciens camarades d'études que je retrouvai à Nisch. Il était en pleine stupeur, atteint d'un typhus exanthématique incontestable. Nous n'arrivâmes jamais à décider si de vagues rougeurs qu'il avait sur la peau étaient oui ou non un exanthème, et cependant j'en avais vu alors déjà des centaines de cas.

Dans cinq pour cent de mes observations l'exanthème manquait et je ne comprends pas dans ce chiffre des cas frustes où le diagnostic resta incertain, ni les cas où l'abondance des traces de grattage dues à une pédiculose formidable rendit tout examen cutané impossible.

D. **Formes pétéchiales :** J'ai observé le passage de l'exanthème à l'état pétéchial dans le **10 %** des cas. Il semble que dans les cas endémiques ou dans les épidémies civiles cette proportion est beaucoup plus élevée. En Serbie je l'ai vu surtout chez des malades de plus de quarante-cinq ans. Chez eux, au bout de deux ou trois jours, le centre des macules devient violet opaque et bientôt toutes ou une partie d'entre elles prennent un aspect ecchymotique. Dans ces cas le visage est plus vultueux, violacé et l'exanthème visible de loin sur le tronc, les mains, rend le diagnostic très aisé.

A la fin de l'épidémie serbe de 1915, la fréquence de ces formes augmenta énormément ; on en vit alors même chez des jeunes gens et cependant le pronostic de l'affection était alors moins mauvais qu'au fort de l'épidémie.

Hors l'exanthème et la sévérité du pronostic du typhus chez les vieux, l'évolution clinique de ces cas est la même que dans les cas ordinaires. Chez des alcooliques surtout on peut voir survenir de véritables taches de purpura avec hématurie, suffusions sanguines en nappes, mais c'est rare.

Les pétéchies laissent après elles des taches pigmentées à la peau qui disparaissent dès les premiers jours de la convalescence.

E. **Formes adynamiques** : Le docteur S. qui travaillait avec moi, voyant les ravages que faisait l'épidémie dans notre entourage, ayant vu succomber plusieurs médecins de ses connaissances est pris d'une terreur sans nom. Il n'ose plus voir ses malades de près, ne pense qu'au danger qu'il court et quand un beau soir il a 38°, il me saisit la main en me suppliant de ne pas le laisser mourir. Le lendemain il a 39°, le pouls devient petit ; le malade effrayé se fait de longues ordonnances d'antithermiques auxquels j'ai toutes les peines à le faire renoncer. Le troisième jour, puis le quatrième, la température ne dépasse pas 38°8, mais l'état général s'altère rapidement. Le patient prend un teint plombé, ne parle presque plus, mais tourne vers son médecin des yeux suppliants. Le cinquième jour la température commence à faire des oscillations irrégulières entre 36°5 et 38°, un exanthème net couvre tout son corps. Malgré les excitants, le malade ne parle plus, mais ouvre les yeux quand on lui parle. Le septième jour coma complet sans aucun délire apparent ; la musculature est relâchée, la langue est sèche et noire, le visage devient gris violacé. La déglutition des liquides introduits dans la bouche se fait encore. Le dixième jour la température évolue entre 35°7 et 36°5. Les membres sont agités de soubresauts musculaires. Le quatorzième jour, exitus après hypothermie.

A aucun moment la rate n'avait été agrandie, ni à la percussion, ni à la palpation. Du dixième au onzième jour le cœur dont les bruit étaient purs jusqu'alors, avait présenté un frottement péricardique passager.

S'il est rare d'observer des cas d'adynamie aussi marquée, j'en ai vu par contre plusieurs où l'organisme subit l'infection d'une façon passive, avec des températures très peu élevées et irrégulières, et où un coma précoce et sans délire aboutit à la mort. Et fait curieux, ce sont surtout les gens cultivés, les fonctionnaires, les employés du bureau de l'hôpital, certains médecins timorés qui sous l'empire de la peur, de la « pâle frousse » firent des typhus semblables.

Par contre, de pauvres diables, faméliques épuisés par un long transport, devenus indifférents et vides de pensées et paraissant devoir succomber rapidement, résistèrent beaucoup mieux et si une grande partie moururent, ce ne fut qu'après une belle courbe thermique et un vigoureux délire.

Pour ne pas reprendre dans un paragraphe spécial l'étude de la fièvre dans le typhus exanthéma-

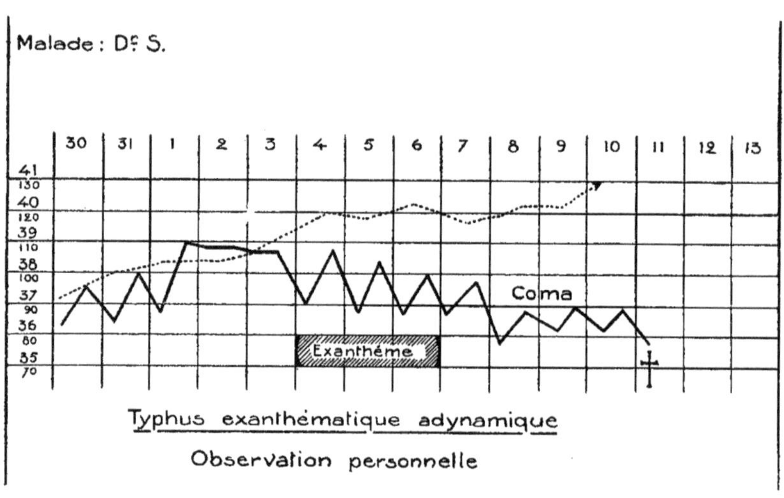

Typhus exanthématique adynamique

Observation personnelle

tique, je dois dire ici que dans plusieurs cas à évolution d'ailleurs parfaitement normale, la température, au lieu de décrire la courbe typique avec son plateau élevé sans rémissions matinales marquées, fit de nombreuses oscillations avec forte hyperthermie vespérale et fièvre modérée le matin. Ces irrégularités ne m'ont pas semblé modifier beaucoup le pronostic en bien ou en mal. Il en est de même des courbes présentant une pseudo-crise en leur milieu, des courbes à forme de pneumonie ou de celles qui simulent la dothienentérite.

III. ANALYSES DES SYMPTOMES COMPLICATIONS

A. **Symptômes cutanés. L'exanthème.** Si l'exanthème cutané n'est pas présent dans tous les cas de typhus exanthématique, il existe cependant dans la très grande majorité des cas ; c'est lui qui a donné son nom à la maladie dès qu'on a réussi à la différencier de la fièvre typhoïde et, en attendant qu'on ait trouvé une réaction spécifique, c'est la base la plus sûre du diagnostic de cette affection.

L'éruption débute le quatrième ou le cinquième jour, rarement le sixième ou le septième, et dans aucun des nombreux cas que j'ai pu observer dès le début, elle n'est apparue plus tôt. *Elle évolue en une seule poussée.* On ne voit jamais de macules typiques disparaître tandis que d'autres se reforment ailleurs.

Voici comment elle se présente en général : En quelques heures la peau se couvre de *taches de couleur rose sale peu visibles, disparaissant à la pression. Ces macules ont les dimensions d'une tête d'épingle à une lentille. Leurs bords sont flous et le toucher le plus doux ne révèle aucune saillie à leur niveau.* On les voit au début surtout là où la peau est la plus blanche et la moins excoriée par les traces de grattage, au milieu du dos, sur la face interne des cuisses, devant les avant-bras. En deux ou trois jours l'exanthème atteint son maximum. S'il est généralisé on retrouve sur toute la surface du corps, même sur la paume des mains, mais jamais au visage, des *macules d'un rouge violacé, à bords encore flous.* Ce qui donne au tableau un caractère spécifique c'est souvent une *marbrure violacée très vague,* ondulant entre les taches et déjà décrite par Murchison. Souvent ces taches se groupent en amas de trois ou quatre, rarement confluentes. D'autres fois elles restent bien isolées. Le fond de la peau n'est pas rouge, sauf dans de rares exceptions. L'exanthème peut être si abondant qu'il couvre tout le corps de taches juxtaposées de dimensions variées. Beaucoup plus souvent il reste localisé à quelques endroits seulement. On peut ne l'observer qu'à la ceinture ou sur les bras ou aux fesses. Sauf l'intégrité du visage, sa topographie ne connaît pas de lois.

Très fréquemment l'exanthème disparaît avec ensemble au bout de deux, trois ou quatre jours. Quand il dure huit jours, dans la grande majorité des cas il reste maculeux, mais plusieurs taches comprimées sous un morceau de verre ne disparaissent pas entièrement à la pression, on voit encore une vague ombre grisâtre. Un phénomène analogue s'observe souvent dans des roséoles luétiques ou dans la rougeole où personne ne parle pourtant de pétéchies.

Dans dix pour cent des cas que j'ai observés, dans une beaucoup plus grande proportion des cas endémiques, et à la fin des épidémies, il y a passage vrai à l'état pétéchial.

Alors, vers le huitième jour de la fièvre, le centre de la macule devient violet plus foncé, et ne disparaît plus à la pression. Chez quelques-uns toute la macule et toutes les macules sont ainsi ecchymotiques ; chez d'autres certaines macules restent rosées, certaines sont pétéchiales à leur centre seulement et certaines le sont sur toute leur surface. Avant la fin de la fièvre, les pétéchies s'évanouissent en laissant quelques jours des taches pigmentées.

On observe aussi, mais plus rarement, chez des buveurs surtout, des taches de purpura vrai, hémorragiques d'emblée, d'une couleur beaucoup plus franche lors de leur apparition et ne disparaissant qu'après avoir parcouru toute la gamme de teintes que parcourt le purpura banal. *Ces taches purpuriques peuvent se fusionner en nappes, on en trouve sous les conjonctives ; mais elles n'ont aucun caractère spécifique ;* quant au pronostic, elles l'assombrissent profondément.

J'ai déjà parlé du « rash » qui peut précéder de deux à trois jours l'exanthème vrai. C'est une rougeur diffuse ou scarlatiniforme qui disparaît en moins de vingt-quatre heures. On en voit rarement ; il a peut-être bien parfois une origine médicamenteuse, mais d'autres fois il semble être dû à l'infection elle-même.

Il arrive que toute une série de malades ont la poitrine couverte de *sudamina miliaires.* Puis dans la série suivante on n'en trouve plus. Les maillots humides sont pour quelque chose dans leur disparition. Il en est de même de la *desquamation :*

Dans une de mes salles tous les convalescents présentaient une *très fine desquamation* accompagnée de légères démangeaisons ; trois semaines après, voulant étudier ces squames au microscope, sur plus de deux cents malades, je n'en trouve qu'avec peine. On peut prévoir parfois la desquamation en constatant un aspect sec et brillant de la peau dans les derniers jours de la fièvre.

Les taches bleues dues aux piqûres de morpions (phtyrius pubis) méritent d'être mentionnées dans une étude comme celle-ci. En effet, si le typhus est la maladie des porteurs de vermines, on observe chez eux toutes les espèces de lésions cutanées dues aux piqûres.

A mon arrivée en Serbie un jeune confrère qui m'y avait précédé me démontra comme exanthème typique une éruption de taches bleues. Je trouvai des lentes sur les cils du malade ainsi qu'un bel exemplaire de phtyrius pubis sur sa paupière.

Ces taches qu'on trouve souvent sur la poitrine, le ventre, le dos ont une couleur bleue si nette qu'il suffit d'en avoir vu une pour les reconnaître. Elles n'ont rien de spécifique du typhus ; mais chez des typhiques l'abattement profond du malade permet aux morpions d'aller piquer la peau loin de leur siège habituel. En outre la fluidité particulière du sang dans cette maladie favorise peut-être leur développement ; mais on en trouve aussi bien dans la fièvre typhoïde, la récurrente et chez des gens sains. Trousseau en faisait un signe de bon pronostic dans la fièvre typhoïde.

Je ne signale qu'en passant les innombrables formes d'urticaire favorisées par la pédiculose.

L'herpès labial est moins exceptionnel dans le typhus que dans la fièvre typhoïde. Malgré l'avis contraire de Murchison, Thoinot (loc. cit.), après avoir suivi plusieurs centaines de cas je puis affirmer que *à part les taches de purpura vrai, l'intensité de l'exanthème est sans rapport avec la gravité des cas.*

Il suffira pour s'en convaincre de savoir que

dans l'épidémie actuelle à exanthème modeste, non seulement en Serbie, mais en Allemagne et en Autriche, chez des médecins placés dans les meilleures conditions d'hygiène, la mortalité a été beaucoup plus forte que dans d'autres épidémies où la forme pétéchiale était la règle.

B. **Symptômes cardio-vasculaires.** L'intoxication du myocarde est intense dans les cas graves et fréquente même dans les cas légers. Elle se manifeste par la faiblesse du pouls surtout, mais aussi dans la seconde moitié de la maladie souvent par une dilatation du cœur. Il n'est pas rare de trouver, à la percussion, le cœur débordant le sternum à droite. Les bruits sont alors sourds. Des souffles fonctionnels ou organiques surviennent pourtant très rarement. Je n'ai jamais vu de lésions d'endocardite durables succédant à un typhus. Dans un seul cas j'ai entendu un frottement péricardique qui fut passager.

Le retour rapide à la fonction normale après la crise indique bien qu'il s'agit d'une intoxication plutôt que d'une myocardite vraie. Au lendemain de la crise, quand la température est encore à 39°, les bruits du cœur sont déjà plus forts. Cependant la tachycardie d'efforts subsistant des mois plus tard, et les quelques syncopes observées en pleine convalescence, sont la preuve que l'organe a souffert. Mais je n'ai jamais vu d'œdèmes d'origine cardiaque après la guérison.

Le pouls est plus intéressant encore à observer. Dès les premiers jours déjà *il est rapide,* quoique encore avec une tension normale ; tandis que dans la fièvre typhoïde chez des sujets vigoureux il est assez lent. Vers le huitième jour presque toujours la *tension diminue* notablement. Le pouls est alors dépressible, battant 100 à 120 à la minute. Le dichrotisme y est exceptionnel. Lors de la crise syncopale, en quelques minutes il paraît fondre sous les doigts et devient incomptable et filant. Si la mort ne survient pas il renaît en quelques heures. D'une façon tout à fait générale, dans le typhus, l'hypotension sanguine est d'origine centrale. Il en résulte un pouls plutôt ondulant. Dans la fièvre typhoïde où il s'agit plutôt d'une hypotonie de la paroi vasculaire, on a l'impression d'une ascension brusque, bondissante, parfois suivie d'une chute brusque profonde avec flottement ou dichrotisme.

Au commencement de la convalescence on observe des pouls de 45 à 50 à la minute, chez d'autres il revient d'emblée à la normale quant à la fréquence. La tension remonte plus lentement. Chez moi, quatre mois après la guérison, elle n'est pas encore ce qu'elle était auparavant.

Les artérioles sont altérées par le typhus. Nous verrons en parlant de l'anatomie pathologique, qu'on trouve de l'endartérite des artérioles cutanées au centre des pétéchies.

Les veines peuvent présenter des thrombophlébites prolongeant la fièvre et pouvant même suppurer.

La stase veineuse est fréquente. C'est elle qui donne un aspect rouge cyanosé au visage de plusieurs malades.

Sans nous rendre compte si ce phénomène est dû à des lésions vasculaires vraies et non à de simples spasmes, nous citerons ici les cas de *gangrènes des extrémités* qui compliquent si défavorablement cette maladie : A la fin de la seconde semaine un malade se plaint d'avoir froid aux pieds, ou s'il est incapable de parler on voit par hasard que ses extrémités sont bleues, exsangues. La guérison du typhus survient ; mais la peau des orteils, des doigts ou du nez noircit, se gangrène. Chez d'autres, ces phénomènes d'acroasphyxie ne laissent que des douleurs persistantes aux orteils avec des rougeurs semblables à des gelures peu profondes. J'ai rarement vu des gangrènes sauf à l'extrémité du gros orteil chez des gens sains avant leur typhus, mais quand des soldats atteints de pieds gelés prennent le typhus, la gangrène s'étend beaucoup et devient rapidement mal odorante.

Chez les prisonniers russes en Allemagne il semblerait que ces gangrènes post typhiques sont fréquemment étendues à tout un pied, ou aux mains amenant de vraies mutilations.

Dans un cas de gangrène du gros orteil que j'ai amputé j'ai recherché en vain une thrombose artérielle macroscopique.

La durée relativement modeste du typhus exanthématique fait que le décubitus y est rare.

C. **Rates et ganglions lymphatiques.** *La rate est hypertrophiée dans la grande majorité des cas de typhus.* Ce n'est cependant pas l'avis de tous les auteurs ; certains d'entr'eux ne l'y ont trouvée que rarement agrandie. Peut-être s'agit-il de différences épidémiologiques, peut-être s'agit-il aussi du fait que voici : Dans le typhus la rate est augmentée de volume souvent palpable même, à la respiration profonde, dès la période de début ; mais cette tuméfaction splénique molle disparaît quelquefois au bout de deux ou trois jours, toujours avant la chute de la fièvre ; c'est pourquoi sur 10 autopsies je ne l'ai rencontrée qu'une fois. En cela le typhus diffère de la fièvre typhoïde où cet organe n'augmente jamais si tôt de volume et reste tuméfié plus longtemps. Chez les très vieux et dans les formes adynamiques la rate ne grossit pas.

Il va sans dire qu'il faudra éviter de prendre pour une rate typhique une rate agrandie par la malaria, d'ailleurs plus ferme à la palpation et souvent plus grande.

Dans le typhus européen, les glandes lymphatiques sont normales. Dans le typhus américain, le « Rocky-Mountain Spotted fever », on observe en général des ganglions tuméfiés. D'ailleurs cette variété diffère de notre typhus par son étiologie : Elle est propagée par la chique et non par les poux. Par contre des adénites non spécifiques, dues à des lésions de grattage infectées se rencontrent chez beaucoup de malades ; de même dans le voisinage de complications parotidiques ou phlébitiques.

D. **Tube digestif.** Beaucoup de typhiques ont au début des taches rougeâtres sur le voile du palais. Je crois que ce n'est qu'un effet de la toux dont ils souffrent souvent. Des taches rouge-vif en coups de pinceau sur les gencives sont peut-être plus spécifiques. La langue est en général sèche dès la période d'état et souvent recouverte, ainsi que les dents et le palais, d'un enduit noir mal-odorant.

L'absorption de boisson ne corrige cette sécheresse que momentanément. Cependant elle diminue si le patient absorbe beaucoup de liquides. Ce vilain état de la bouche coïncide presque toujours avec la respiration buccale, car dans l'état typhique le malade n'est pas capable de débarrasser lui-même ses fosses nasales des mucosités qui peuvent l'obstruer. La respiration par la bouche est due aussi à un besoin plus ou moins conscient de se rafraîchir l'intérieur et, dans les cas graves, au relâchement des muscles masticateurs. Là où j'ai réussi à faire respirer les malades par le nez, j'ai pu éviter sinon complètement la sécheresse de la langue, du moins ces enduits fuligineux, foyers de multiplications microbiennes, cause principale des parotidites et des laryngites ulcéreuses.

La parotidite suppurée est, en effet, une des complications les plus fréquentes et les plus graves du typhus. En deux mois à Pirot, j'en ai dû inciser plus de trente cas, provenant, il est vrai, surtout d'autres hôpitaux que le mien. Dans l'un d'entr'eux, dont les médecins étaient morts et où, débordé de travail, il m'était matériellement impossible d'exercer une surveillance suffisante, j'ai vu jusqu'à huit pour cent de parotidites et même après des typhus si peu graves que d'autres médecins les qualifiaient parfois à tort de parotidites épidémiques.

Vers la fin du typhus on voit dans ces cas les malades porter en soupirant la main à la région parotidienne qui se tuméfie, mais non pas avec une peau luisante comme dans les oreillons. La peau reste normale, puis devient violette quand l'abcès se développe, car la suppuration est très précoce. Quand le malade se lève on est frappé de voir ces deux abcès symétriques très fluctuants non tendus soulevant le lobule de l'oreille, mais pendant comme des abcès froids. La température est plus souvent subfébrile que fébrile et la région malade n'est pas chaude au toucher. Aussi voit-on des prisonniers sortis de l'hôpital sans qu'on ait remarqué la parotidite débutante, se promener avec ces abcès pendant deux à trois semaines, maigrissant affreusement, mais ne souffrant guère. D'autres fois de violentes névralgies faciales les obligent à s'annoncer très vite. Après l'incision où s'écoulent des masses de pus mélangé de paquets gangrénés on a l'impression, dans les cas qui ont tardé à se faire opérer, que toute la glande s'élimine. La suppuration est souvent si prolongée que la mort survient par septicémie chronique.

Comme ces parotidites sont bilatérales, il serait curieux de voir ce que devient la sécrétion salivaire et la physiologie buccale chez ceux qui se guérissent après avoir éliminé leurs glandes. Je n'ai malheureusement pas pu suivre de cas semblables ; ils partaient en congé de convalescence avant même la cicatrisation complète.

Quoiqu'il en soit, c'est dans les parotidiques post-typhiques que j'ai vu l'amaigrissement le plus considérable que j'ai pu observer. Plusieurs d'entre ces cas étaient de vrais squelettes ambulants, paraissant peser 30 à 35 kg. Tandis que dans le typhus non compliqué, l'amaigrissement est moindre que dans la fièvre typhoïde.

Quant à l'estomac et à l'intestin, ils restent indemnes dans le typhus exanthématique. Le ventre est en général souple et indolore. La constipation est la règle ; le ballonnement et le gargouillement coecal manquent. Cependant dans une épidémie de guerre, où les entérites sont fréquentes chez tous les soldats, on observe très souvent des coïncidences fortuites entre les deux affections.

L'incontinence des matières n'est pas exceptionnelle au fort du coma, et si elle indique une intoxication profonde elle n'est pas nécessairement d'un pronostic fatal.

L'ictère s'observe dans le typhus ; mais le plus souvent il y est dû à une atteinte concomitante de fièvre récurrente où il est presque constant. Cette simultanéité ou la succession immédiate des deux affections n'est pas une rareté, elle s'explique facilement par leur mode semblable de propagation. On la décèle aisément en recherchant les spirilles de la récurrente dans le sang.

On a voulu expliquer les cas d'ictères dans le typhus par la présence de pétéchies du cholédoque. J'ignore ce que vaut cette explication. Je serais plutôt porté à croire, dans ces cas rares, à un ictère hémolytique, car j'ai vu plusieurs fois en prenant du sang par ponction veineuse pour le Widal, un sérum coloré en rouge.

E. **Système uro-génital.** Dans le typhus comme dans toutes les infections graves, l'urine est chargée au début, puis devient rare pour reparaître abondante après la guérison. Des traces d'albumine ou de peptones y sont fréquentes et sans danger. Il n'en est pas de même de la néphrite aiguë qui s'y observe, quoique moins souvent que dans la scarlatine et laisse des lésions chroniques quand elle ne tue pas d'emblée.

Ce fut le cas du Dr L. qui travaillait avec moi. Chez ce jeune médecin, l'albumine parut abondante avec hématurie légère dès l'exanthème et la mort survint après anurie vers le seizième jour.

Chez un prisonnier autrichien venant de la ville de Carlsbad où la malaria n'existe pas, à ma connaissance, quand je le vis lors de la convalescence je trouvai la rate très grosse et dure, le foie de même, le pouls normal et l'urine contenait de fortes quantités d'albumine sans cylindres. Peu à peu, l'œdème se forma au visage, aux mains, aux jambes. Deux mois après je rencontrai le patient avec peu d'œdème, mais un énorme ascite qui l'obligeait, ne pouvant boutonner son pantalon d'uniforme ni s'en procurer un autre, à le porter comme le roi Dagobert la martingale en avant, pour ne pas paraître impudique.

L'incontinence d'urine s'observe dans les cas très soporeux. Sa rétention est si rare que je n'ai pas dû faire un seul cathétérisme chez des typhiques.

Je n'ai pas observé d'orchites non plus.

F. **Système respiratoire.** Le typhus exanthématique débute souvent par une *toux rauque,* une rhino-pharyngite ou une bronchite. Dans certaines épidémies, en Irlande surtout, paraît-il, les symptômes pulmonaires sont parfois si marqués qu'on y a longtemps considéré cette affection comme une fièvre typhoïde à localisation thoracique.

Dans l'épidémie austro-serbe de 1914-1915, un quart des cas en moyenne souffrait de toux avec quelques sibilances dès le début sur les deux poumons. Chez les prisonniers russes en Allemagne, la bronchite est presque constante au début de l'infection [1].

Les *laryngites* aiguës s'observent aussi, mais y sont rarement graves. Je dois signaler 2 cas cependant où j'ai vu une laryngite pseudo-membraneuse sans diphtérie survenir dans la période d'état, avec dysphagie et œdème périlaryngé. L'un étant mort, on trouva des ulcérations sanieuses sur les cordes vocales, les aryténoïdes et au-dessous d'elles, mais aucune périchondrite. Il paraîtrait cependant que de telles périchondrites ont été observées dans d'autres hôpitaux serbes. Thoinot [2] signale l'œdème de la glotte comme une manifestation laryngée importante. Ces lésions laryngées graves ne me paraissent pas dues au virus exanthématique ; mais à la propagation de l'enduit sanieux buccal et aux érosions qu'il provoque.

Chez les personnes grasses, ou âgées, ou alcooliques, les deux bases pulmonaires sont, dès la période d'état, le siège d'une *hypostase* marquée qui peut aboutir à des complications mortelles.

Le docteur X., médecin étranger travaillant dans la même ville que moi, préconisait l'usage d'alcool à haute dose comme protection contre le contage. Il

---

[1] Brauer. *Erkennung und Verhütung des Flecktyphus.* Würzburg, 1915.

[2] *Paris médical.* N° 49-50, 1915.

se désinfecta si bien que le service sanitaire dut renoncer à ses services. Quelques jours après il prit le typhus. Dès la fin de la première semaine, malgré sa constitution très robuste, on eut l'impression qu'il succomberait. Le coma était presque complet, ce qui ne suffit pas pour poser un mauvais pronostic, mais le visage était rouge violacé, vultueux et aux deux bases pulmonaires la respiration était abolie ; on y entendait des bouffées de râles fins à la toux ; sur le reste des poumons de la bronchite diffuse. Bientôt la base droite devint mate avec un souffle de *pneumonie lobaire.* Le seizième jour tout exanthème avait disparu ; mais la fièvre subsistait ; la base droite était pleine de râles sous-crépitants. Le vingtième jour, pseudocrise, température à 37°5, le malade se réveille un peu. Le lendemain, nouvelle élévation thermique à 39°, la pneumonie a passé aux lobes moyen et supérieur du même côté. La dyspnée est intense, le visage violet foncé avec des hémorragies sous-conjonctivales. Le vingt-sixième jour la fièvre retombe en crise. Le malade paraît sauvé ; il meurt brusquement le lendemain d'une syncope.

Plus caractéristique et plus fréquente que la pneumonie lobaire est la *bronchopneumonie* dans l'exanthématique. Elle s'établit au cours de la période d'état sans grands symptômes. *Il faut toujours la rechercher quand la fièvre ne descend pas vers le quatorzième jour.*

Mon ami le Dr H. avait fait un typhus exanthématique sérieux, avec fièvre élevée, quoique remarquablement bénin quant aux symptômes nerveux. Il toussait un peu vers le douxième jour, sans dyspnée ; mais comme les jours suivants la température ne manifestait aucune tendance à la déffervescence je l'auscultai. Vers la pointe de l'omoplate droite je trouvai une zone bien délimitée de la largeur de la main où la respiration était abolie. Le lendemain cette zone était couverte de râles fins avec un souffle lointain.

Trois jours après, souffle et râles avaient disparus ; la fièvre descendit en trois jours à la normale. Dès les premiers jours de la convalescence, tout symptôme pulmonaire s'était évanoui.

Chez d'autres, la marche est beaucoup plus sévère, les foyers broncho-pneumoniques se multiplient et la mort s'en suit, quoique plus rarement que dans la pneumonie hypostatique. Dans les cas bénins, il s'agit certainement d'atélectasie.

La possibilité de pneumonie par déglutition ou aspiration de l'enduit sanieux de la bouche et de gangrène pulmonaire n'est pas exclue dans une affection aussi grave.

Enfin, les complications pleurétiques sont plus fréquentes ici que dans la fièvre typhoïde ; elles passent parfois inaperçues ; elles peuvent aussi aboutir à l'empyème et nécessiter la résection costale.

G. **Système nerveux.** *Dans aucune maladie infectieuse, pas même dans la fièvre typhoïde, les troubles psychiques n'atteignent l'intensité qu'on observe dans le typhus exanthématique.*

Le cas de mon confrère qui, ayant depuis dix jours 40°, continuait cependant à noter lui-même exactement sa courbe thermique est une exception rare dans le typhus, tandis qu'avec une température semblable quoique de moindre durée il est vrai, dans la récurrente par exemple, j'ai vu faire cela plusieurs fois et je l'ai fait moi-même. Et

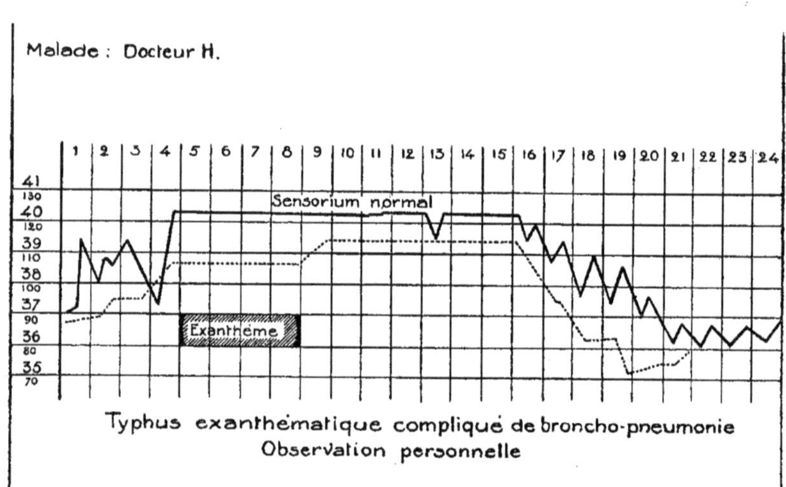

Typhus exanthématique compliqué de broncho-pneumonie
Observation personnelle

cependant, même chez ce médecin à volonté de fer, l'émotivité était augmentée. Je l'ai vu verser des larmes en recevant une carte postale du pays.

D'ordinaire, *dans tous les cas même légers, le patient se plaint de maux de tête, se tourne contre la muraille et ne parle guère surtout à partir du quatrième jour.*

Dans les cas moyens, dès le quatrième jour, c'est la torpeur avec déjà des troubles notables de l'intelligence, de l'affectivité. Le malade paraît absent, il regarde dans le vague. Si on lui donne un ordre bref : « tirez la langue », par exemple, il obéit encore ; il répond si on lui demande son nom, mais si on lui pose une question plus complexe, par exemple le début de sa maladie, il cherche, il paraît faire un gros effort, part sur une fausse piste et finit par laisser retomber la tête en se plaignant de céphalées. Il a toujours l'air un peu stupide, l'air de « tomber de la lune » comme on dit vulgairement, quand on lui adresse la parole.

Bientôt le *délire* s'en mêle. L'intensité du délire n'est pas en rapport avec la fièvre, il est donc plus toxique que fébrile. J'ai vu peu de délires très violents, mais le peu que j'en ai vu m'a laissé une impression assez vive :

Un beau soir, à ma visite, un grand et vigoureux soldat serbe qui délirait à haute voix dans son lit se lève tout à coup, saute à terre en hurlant « Les Schwab », saisit la grosse cruche de grès de la salle et la lance avec force à travers la fenêtre fermée. Les vitres furent traversées. Là-dessus, si la plupart des malades restèrent à demi-comateux, indifférents, quelques-uns s'assirent sur leur lit et se mirent à crier aussi. Ce fut un spectacle peu banal. En voyant cela, un prisonnier fonctionnant comme infirmier disparut et je ne le vis plus.

Dans la grande majorité des cas, le délire est tranquille. Le typhique couché murmure des paroles plus ou moins compréhensibles, mais paraissent se rapporter en général à des préoccupations guerrières ; c'est au fond du délire professionnel, puisque tous les malades étaient des soldats. Les mots « grenade à main » revenaient souvent. Chez certains gradés on entendait des commandements brefs donnés à voix basse. Mais, somme toute, ils parlaient peu. J'ai cherché en écoutant parler les délirants et par des questions posées après la guérison à analyser ces délires, et voici ce qui m'a frappé : Dans aucun cas, même chez des Autrichiens souvent très dévots, je n'ai vu de délire à forme religieuse ou extatique. Le délire de persécution était très rare aussi ; je ne l'ai rencontré que chez quelques prisonniers hongrois très méfiants déjà à l'ordinaire et assez malheureux, car personne ne pouvait parler ou comprendre leur langue, et qui refusaient toute alimentation, convaincus qu'on allait les empoisonner. La plupart dans leur délire se sentent très forts, héroïques, tout leur réussit. Ils y sont ainsi plutôt heureux, bienveillants, optimistes. Singulière coïncidence : Deux soldats qui avaient cru voir dans leur délire que leur femme les trompait me firent la même remarque : « C'est curieux, en pratique je l'aurais battue terriblement, eh bien dans mon délire j'ai pardonné. »

Ce délire typhique est en général assez ordonné, le fond semble rester le même. On entend répéter les mêmes phrases plusieurs jours de suite. La véritable fuite des idées où l'attention ne s'attache à rien, où cinquante idées se succèdent, s'observe surtout quand le malade est à moitié délirant. Il se rend compte de la fausseté de ses idées et essaie parfois de lutter contre elles.

Un autre phénomène psychique pénible ce sont les illusions parfois terrifiantes quand le coma n'est pas tel qu'il empêche les sensations extérieures de parvenir au cerveau. J'ai déjà cité l'erreur des sens qui me faisait voir à Rome des ailes énormes au-dessus du Castel Saint-Ange, le premier jour où mon sensorium s'obscurcissait, au point qu'après ma guérison je fus étonné de n'y trouver qu'un ange avec des ailes paraissant bien petites vues d'en bas.

D'autres voient dans la lampe une tête de mort qui les nargue.

Mais quand l'état typhique est grave, on est vite plongé dans un coma suffisant pour éliminer ces sensations pénibles et l'on est tout à son délire agréable. C'est alors le coma vigile où le malade reste couché, la bouche en général ouverte et les membres flasques, regardant dans le vide d'un œil terne et marmottant à peine.

A un degré plus profond on trouve le *coma* complet sans rêves qui précède la mort ou qui accompagne les syncopes typhiques.

L'insomnie persistante est frappante même dans les cas légers non délirants.

Comme je l'ai déjà dit plus haut, le délire toxicofébrile se continue en partie pendant la convalescence en une confusion entre les souvenirs de faits authentiques et ceux de faits imaginaires à un moment même où l'orientation et l'intelligence sont devenues normales. Ces confusions ne résistent pas au raisonnement.

De vraies *psychoses* peuvent s'observer en pleine convalescence. Ce sont d'abord des *psychoses d'épuisement caractérisées par la confusion mentale.* J'en ai eu plusieurs cas dans mes salles. En voici un exemple type :

Un malade, au premier jour où il est afébrile, se lève de son lit, parcourt la chambre d'un air inquiet et égaré. Il demande à plusieurs infirmiers : « Où faut-il aller ? » ou « Où est-il ? » « Qui ? » — « Je ne sais pas. » Il est absolument désorienté dans le temps et l'espace. On lui apporte à manger. Il répond qu'il a déjà trop mangé. On le renvoie dans son lit, il se met dans le lit d'un autre. L'infirmier rit, il rit aussi pour se relever un instant après, anxieux. Il est incapable d'enchaîner deux idées ; mais on arrive à tirer de lui parfois une réponse sensée en lui parlant brusquement. Il est docile. La guérison survient en une semaine environ.

Dans d'autres formes plus spéciales au typhus, on observe des *états maniaques :* Certains convalescents deviennent pénibles, vous racontent de longues histoires abracadabrantes qui ne tiennent pas debout, vous arrêtent dans les corridors pour vous proposer des affaires commerciales brillantes, parlent beaucoup, disent des bêtises sans être désorientés du tout, mais sans aucune suite dans leurs idées. Ils sont trop familiers avec leurs supérieurs. Après deux ou trois semaines, parfois après des mois seulement, ils se calment en général et se révèlent des hommes tranquilles et disciplinés qui ne comprennent pas qu'ils aient pu être aussi bavards.

Comme troubles nerveux moteurs les paralysies sont rares, je n'en ai pas observé. Les *tremblements* par contre sont fréquents pendant la période d'état et la convalescence. On les observe à la langue, aux mains. Parfois dans le coma ce sont des soubresauts musculaires.

Dans la convalescence j'ai vu plusieurs cas de mouvements athétosiques, ainsi que de l'incordination des mouvements dans la marche ou le travail des mains. Quand les forces sont revenues, beaucoup restent maladroits et renversent à chaque instant leur gamelle en mangeant.

Comme troubles sensitifs, il faut citer avant tout les *hypéresthésies des pieds et des mains.* La seule plainte que formulent plusieurs typhiques dès la période de début est une sensation de brûlure aux doigts, à la plante des pieds, de douleurs dans les mollets. Dans mon hôpital, presque tous réclamaient des frictions d'huile camphrée tant qu'ils étaient lucides.

Comme *anesthésie* cutanée, j'ai décrit dans un autre chapitre l'anesthésie du bras que j'ai observée sur moi-même. Je n'ai pas eu l'occasion depuis de la rechercher sur d'autres.

L'ouïe est diminuée dans les trois quarts des cas de typhus. Il s'agit pour moi de *troubles de l'oreille interne,* car la dureté de l'oreille y est très rarement accompagnée d'otite, de douleurs ou d'otorrée, fréquemment par contre de bruits de cloches, de bourdonnements. Cette surdité est moins marquée pour les sons graves que pour les sons aigus. Chez de nombreux malades et chez moi-même j'ai écarté l'hypotèse d'obstruction de la trompe d'Eustache en faisant l'épreuve de Valsalva, sans améliorer l'ouïe. Les vertiges sont très fréquents dans la convalescence du typhus avec des états vaguement nauséeux, des impulsions à tourner sur soi-même contre lesquels il faut résister par un effort de volonté pour marcher droit.

Bref, tous ces symptômes labyrintiques coïncident souvent et disparaissent ensemble. Une ponction lombaire peut les atténuer.

Quant aux yeux, à côté de la *conjonctivite* du début, des hémorragies sous-conjonctivales, je n'ai observé aucune kératite, mais il paraît qu'on en trouve dans d'autres épidémies.

Les pupilles sont en général très contractées pendant la période d'intoxication profonde, et ce phénomène contribue à donner au regard un aspect terne, surtout quand l'iris est peu pigmenté.

Le *strabisme* passager n'est pas rare pendant la la fièvre. Je n'ai observé aucun cas de troubles de la vision après le typhus.

CHAPITRE III

LE SANG DANS LE TYPHUS EXANTHÉMATIQUE

L'anémie qu'on constate chez beaucoup de malades du typhus exanthématique (Hémoglobine 60 à 70 %) paraît devoir être attribuée à l'infection elle-même en partie ; mais en partie aussi aux conditions particulières dans lesquelles se trouvaient la plupart des malades observés récemment (prisonniers de guerre, soldats épuisés par une campagne fatigante et un long transport, nourriture médiocre).

Le *sérum du sang* est souvent teinté en rouge par hémolyse.

Nombre des leucocytes : Dans le typhus expérimental du singe, Nicolle[1] trouve 1° de l'hyperleucocytose après l'inoculation, 2° de la leucopénie à la veille et les premiers jours de la période fébrile, 3° de l'hyperleucocytose à la fin de l'infection et dans la convalescence.

Chez l'homme, Slatineano et Galesesco[2] ont

---

[1] *Annales de l'Institut Pasteur*, 1911.

[2] Soc. de biolog., 1906, 21 juillet.

trouvé dans 17 cas une leucocytose s'élevant de 12 à 14,000 leucocytes. Le nombre des plaquettes est aussi augmenté. La formule leucocytaire indique 70 à 80 % de neutrophyles. Les gros mononucléaires d'abord en nombre normal arrivent à former à la fin de la maladie le 45 % des leucocytes.

Love [1] avait déjà constaté l'existence de leucocytose.

Lucksch [2] trouva dans 21 cas de la leucocytose pendant la période fébrile, déjà avant l'apparition de l'exanthème, ainsi que de la mononucléose, même dans la convalescence.

Michaud [3], dans la guerre balkanique de 1913, sur vingt examens trouva 15 fois de l'hyperleucocytose, deux fois une leucocytose normale, 3 fois de la leucopénie.

Sur cinq examens seulement, j'ai trouvé moi-même chaque fois plus de 8,000 leucocytes dans la seconde semaine.

Il convient donc de noter que l'examen leucocytaire donne dans le typhus un autre résultat que dans la typhoïde où la leucopénie est beaucoup plus fréquente.

Les leucocytes éosiniphiles sont d'une rareté extrême dans le sang des typhiques.

---

[1] *Journal of Pathol. and Bact.*, 1905.

[2] Fol Hæmat. IV, 520.

[3] *Rev. medic. de la Suisse Romande*, 1914. N° 8.

Voulant démontrer l'aspect de ces cellules à une jeune collègue qui désirait apprendre à faire une formule leucocytaire, je n'en ai pas trouvé sur trois frottis de trois malades différents et j'ai dû prendre mon propre sang pour en trouver. Je me servais de la solution de Giemsa (éosine, bleu de méthylène riche en azur de méthylène). J'avais mentionné ce fait dans mes notes, quand je trouvai la même constatation chez Brauer (Loc. cit.) et Luksch.

Réaction de Wassermann: Sur 26 cas, Michaud (loc. cit.) l'a trouvée toujours positive dans la période fébrile. Ce fait rapproche l'exanthématique de la scarlatine.

Réaction de Widal : Elle est négative dans les cas de typhus exanthématique à moins d'infection dothiénentérique ou de vaccination antityphique antérieures. Par contre, le sérum des exanthématiques agglutinerait souvent le micrococcus melitensis.

Microorganismes du sang : Dans les cas de typhus exanthématique évoluant sans complications, l'hémoculture est toujours négative. Cependant les complications parotidiques ou pulmonaires graves y étant fréquentes et évoluant parfois avec des symptômes septicémiques, il n'est pas rare d'obtenir alors une hémoculture positive.

Dans deux cas semblables qui aboutirent à l'exitus après une fièvre prolongée irrégulière, j'ai trouvé une fois du staphylocoque, une autre fois des diplocoques par culture du sang recueilli d'une veine par ponction veineuse. Il s'agit uniquement de septicémie secondaire.

Corpuscules de Prowazeck-Hegler : Dans le protoplasme (non le noyau), des leucocytes polynucléaires, on trouve des amas de chromatine colorés en rouge carmin par la méthode de Pappenheim.

Ces corpuscules souvent doubles semblent se multiplier. On les trouve dès le troisième jour et jusqu'à quinze jours après la fièvre. Serait-ce un stade évolutif de l'agent pathogène du typhus ? Ils rappellent les corpuscules décrits par Döhle dans le protoplasme des leucocytes du sang des scarlatineux.

Quoiqu'il en soit, et contrairement à d'autres microorganismes décrits dans le typhus, ils existent en dehors de l'imagination de Prowazeck. J'en ai vu moi-même et Michaud déclare en avoir trouvé dans 77 % des cas, soit vingt fois sur 26 malades. Pour le moment toutefois, on n'est pas au clair sur la nature de ces corpuscules qui sont inconstants.

Nous étudierons les propriétés infectantes du sang des exanthématiques à propos de l'étiologie.

CHAPITRE IV

ANATOMIE PATHOLOGIQUE

A l'exception des cas compliqués de purpura, de ceux où l'exanthème était pétéchial et encore marqué au moment de la mort, l'aspect extérieur du cadavre n'offre rien de caractéristique. Cependant il faut savoir que dans certains cas, dès l'exitus, le visage prend une couleur violacée, sale, repoussante. Si l'on trouve en même temps la bouche pleine de dépôts noirâtres recouvrant la langue et les dents, en période d'épidémie on pense naturellement à un typhus.

Quant à l'exanthème s'il est maculeux, on ne le reconnaît plus après vingt-quatre heures.

Les morts d'exanthématique se distinguent grosso modo des morts par typhoïde, parce qu'ils sont en général moins amaigris, étant donnée la durée relativement courte de la maladie et qu'ils ont très rarement du décubitus, mais surtout parce que à *l'autopsie, l'intestin ne présente au-*

cune lésion. La tuméfaction des plaques de Peyer ou la présence d'ulcères exclut le diagnostic d'exanthématique.

La rate est modérément agrandie si la mort est survenue dans la première semaine. Dans la grande majorité des cas, elle est plutôt petite et sèche, ce qui confirme la notion clinique que la *tuméfaction splénique y est précoce et passagère.* A sa surface qui est brune, on observe un pointillé assez constant et caractéristique. Je suis obligé de reconnaître qu'ici mon observation ne concorde pas avec celle de Murchison qui dit avoir trouvé dans deux tiers des cas une rate hypertrophiée et diffluente.

Le foie est en général ce qu'il est après toute infection grave. La *zone corticale des reins est très souvent* imprégnée de pigment sanguin ; mais en taches plus diffuses que dans le rein scarlatineux.

Les poumons présentent de l'hypostase, de la bronchite, parfois des foyers de pneumonie ou de bronchopneumonie, donc rien de caractéristique pour l'infection.

Le cœur est en général flasque, dilaté, à musculature rouge jaunâtre (cœur feuille morte). Sur 10 autopsies je n'y ai trouvé aucun signe de péri ou d'endocardite.

A noter encore la sécheresse des muscles et la fluidité du sang qui se manifeste par le peu d'abondance des caillots dans la cavité du cœur.

Récemment, Fränkel[1] vient d'ajouter un chapitre à l'anatomie pathologique du typhus exanthématique : A l'examen par coupes sériées de la peau au niveau des roséoles il a découvert des *altérations constantes et spécifiques des artérioles cutanées,* l'artériole lésée formant le centre de la zone pétéchiale.

Ces lésions sont caractérisées par une nécrose de la paroi vasculaire ne comprenant pas toute la circonférence du vaisseau, un gonflement parfois très net de la membrane interne et de l'adventice. Parfois on trouverait des thrombus hyalins. En général la tuméfaction de la paroi artérielle se présente sous forme de petits tubercules saillants à l'extérieur, et formés d'amas cellulaires.

Dans la typhoïde on trouve des embolies bactériennes dans les lymphatiques et des signes d'œdème cutanés. La roséole y est donc inflammatoire. Sa nature légèrement papuleuse le faisait supposer. Dans le typhus exanthématique au contraire, la peau est microscopiquement normale, sauf les lésions des artérioles. Les veinules sont normales aussi à moins d'existence de thrombus hyalins inconstants.

Brauer[2] écrit à ce propos que les lésions vasculaires qui sont à la base de la roséole du typhus exanthématique expliquent les variétés dans la

---

[1] *Münchener Medizin. Wochenschr.* 1915, N° 24.

[2] Brauer. *Die Erkennung und Verhütung des Flecktyphus.* Würzburg, 1915.

dimension et la couleur de ces taches, ainsi que l'apparition de taches plus profondes bleuâtres, visibles à travers la couche superficielle de la peau. C'est très juste. Mais j'ai plus de peine à le suivre quand il dit que la roséole inflammatoire au début prend bientôt une teinte bleuâtre par la stase consécutive à l'obstruction des vaisseaux malades signalée par Fränkel. C'est bien ce que faisait supposer l'examen clinique, mais ce n'est plus du tout ce qui découle de la découverte de Fränkel[1], car celui-ci écrit exactement : *Il s'agit presque sans exception de lésions de petites branches artérielles. Les veines ont toujours des parois normales.* Le phénomène constant, l'altération des artérioles logiquement peut provoquer de l'ischémie, mais je ne conçois pas comment elle provoquerait de la stase ou la formation de macules violacées. D'autre part, la thrombose veineuse qui, elle, pourrait engendrer la stase, est inconstante.

Je crains donc qu'en attendant qu'on découvre des lésions constantes des veinules, il ne faille renoncer à l'explication purement anatomique, pourtant si élégante, de la genèse des macules du typhus pour faire jouer encore un rôle à l'action physiologique spéciale du virus sur la circulation veineuse à leur niveau.

Si la constance de ces lésions de « peri-arteritis nodosa » se confirme même dans les cas de roséole pure, elles nous fourniraient un élément utile de

---

[1] Loc. cit.

diagnostic par l'examen microscopique de fragments cutanés prélevés sur le vivant.

L'autopsie du larynx, du pharynx et de la cavité buccale y démontre souvent l'existence d'ulcérations sous les pseudo membranes brunâtres déjà citées. Aschoff[1] y a découvert récemment la présence de bacilles diphtéritiques. L'évolution clinique de ces lésions me fait croire cependant que, si la diphtérie peut venir s'y greffer secondairement, elle ne doit pas être la cause de ces érosions dues plutôt à la macération et à la pullulation d'une flore variée à leur surface.

Dans les foyers de parotidites on trouve des amas de staphylocoques.

La surface du cerveau est très souvent œdémateuse. J'ai vu à l'autopsie un cas de méningite vraie chez un typhique mort de phénomènes septicémiques après plusieurs semaines, et porteur de parotidites suppurées. Je n'ai pas vu d'hémorragies des méninges ou du cerveau.

En résumé, il est exagéré de dire que l'anatomie pathologique du typhus exanthématique est négative. On y trouve, au contraire, une rate assez caractéristique, des altérations rénales spécifiques quoique inconstantes, une fluidité anormale du sang et au microscope des lésions spécifiques des artérioles cutanées.

Quant aux gangrènes compliquant l'exanthé-

---

[1] *Medizinische Klinik.* N° 25, 1915.

matique, leur pathologie n'est pas encore éclaircie ; mais une dissection d'un cas semblable m'a permis d'éliminer l'hypothèse de la thrombose d'une artère importante. Peut-être l'artérite de Fränkel y joue-t-elle parfois un rôle.

CHAPITRE V

RELATIONS DU TYPHUS AVEC D'AUTRES MALADIES

INFECTIONS MIXTES

On trouve souvent dans la littérature, des allusions à la coïncidence d'autres *exanthèmes aigus,* la rougeole, la scarlatine avec le typhus exanthématique. Quant à moi, je n'en ai jamais vu et étant donnée la ressemblance frappante de certains rash typhiques avec l'éruption scarlatineuse ou rubéolique je crois la confusion très possible, surtout si le typhus débute par une rhino-pharyngite avec conjonctivite dans un cas ou par une angine dans l'autre.

La *fièvre typhoïde* non plus ne m'a jamais paru coïncider avec le typhus [1]. Ce qui a pu le faire croire c'est l'existence indéniable de fièvres typhoïdes dans la guerre 1914-1915 où la courbe fébrile est absolument celle d'un typhus et de cas où l'exanthème prend des proportions inusitées. Dans les populations balkaniques un autre fait

[1] Je viens de lire cependant des observations autrichiennes où l'on aurait trouvé des bacilles typhiques dans le sang et une réaction de Nicolle positive par injection au cobaye, chez le même malade.

peut prêter à confusion, c'est la fréquence d'une réaction de Widal positive chez des gens sains et, partant, chez les mêmes individus atteints de n'importe quelle maladie. La généralisation de la vaccination antityphique dans les armées rendra naturellement cette réaction partout positive.

J'ai déjà dit dans un autre chapitre la coïncidence fréquente de toutes les formes d'entérites avec le typhus des armées. La *dysenterie* n'y échappe pas. En Serbie, où celle-ci était d'un pronostic généralement bon, je l'ai vue souvent précéder directement, accompagner le typhus exanthématique ou lui succéder avec ses selles glaireuses, sanguinolentes et ses épreintes rectales. Si le malade en maigrit énormément, le pronostic ne paraît pas s'aggraver autant qu'on pourrait le craindre de cette infection mixte, surtout si on fait boire souvent le patient.

Il paraît que dans *la pneumonie* hypostatique qui assombrit tellement le pronostic du typhus, on décèle en général la présence du pneumocoque.

La présence du bacille de *l'influenza* a été signalée récemment en Autriche dans l'expectoration d'une série de cas de typhus à forme bronchitique.

Mais l'infection satellite qui précède immédiatement le typhus exanthématique ou qui s'y superpose très fréquemment c'est *la fièvre récurrente.*

Ces deux maladies sont transmises par les

poux. Elles ont une période d'incubation à peu près de même longueur et en fait, si on voit des épidémies de récurrente pure, on voit rarement des épidémies de typhus sans épidémie de récurrente.

Dans l'épidémie de 1914-1915 j'ai vu de nombreux exemples de cette espèce de symbiose des deux infections. Je regrette que le trop grand nombre de malades dont j'avais la responsabilité m'ait rendu impossible la recherche systématique des spirilles d'Obermeyer dans tous les cas de typhus. Cependant en voici quelques observations :

Le Docteur B. à Nisch est pris brusquement, sans prodromes nets, d'une fièvre de 39°5, le lendemain et jusqu'au cinquième jour la température se maintient entre 39° et 40° sans aucun trouble sensoriel. Ictère. Présence de spirilles dans le sang pris par ponction veineuse. Diagnostic : récurrente. Chute en crise le cinquième jour. Le lendemain matin la fièvre recommence, monte à 40° ; au bout de deux jours un exanthème typhique se développe, le délire survient, puis le coma vigile et la guérison au vingtième jour. Les deux infections se sont donc succédées.

Dans ces circonstances on comprend comment beaucoup d'auteurs, surtout dans la période où l'on ne connaissait pas encore les spirilles, aient pu dire que l'exanthème typhique peut ne survenir que le dixième jour ou le douzième même. Il s'agissait de deux infections successives et différentes.

Deuxième remarque ; j'ai été frappé du fait que ceux qui ont eu les deux maladies presqu'ensemble ne présentent plus les rechutes pourtant quasi constantes dans la récurrente. Le typhus aurait-il une influence stérilisante sur les spirilles? Le fait suivant pourrait le faire croire : Dans nos hôpitaux où récurrentes et typhus exanthématiques étaient souvent côte à côte en attendant le diagnostic surtout, ni moi ni les médecins de mon district que j'ai interrogés n'avons vu de récurrente survenant moins d'un mois après le typhus.

Voici une observation où les deux infections se sont si bien superposées que le microscope seul a démontré la coïncidence d'une poussée de récurrente avec le typhus.

L'infirmier B., 10 jours après une poussée de récurrente, fait une ascension fébrile brusque, mais avec un état général beaucoup plus atteint que lors de sa première infection. Le quatrième jour il fait un exanthème typhique net. Le quinzième jour il est guéri. Or le jour même de l'éruption caractéristique je trouve des spirilles dans son sang.

Dans d'autres cas, enfin, la fièvre ne survient qu'en une seule poussée avec l'évolution d'un typhus pur ; mais l'existence d'un ictère si exceptionnel dans l'exanthématique fait penser à une infection mixte. On trouve passagèrement des spirilles dans le sang.

Ces infections mixtes sont-elles d'un pronostic

plus mauvais que le typhus pur ? Je n'en ai pas eu l'impression nette. La convalescence est certainement souvent prolongée par un affaiblissement plus considérable, mais le chiffre de la mortalité ne m'a pas semblé très augmenté.

La malaria : Pirot, où je travaillais, étant une zone à malaria, j'ai vu survenir plusieurs fois le typhus chez des individus portant une grosse rate malarique, l'évolution fut la même qu'ailleurs.

Il est un autre fait au sujet duquel je n'ai pas pu me faire une opinion, connaissant mal pratiquement la malaria :

J'ai vu des malades commencer la fièvre comme dans le typhus, faire un exanthème maculeux avec un état général grave, puis au bout de six à sept jours évoluer comme une fièvre tierce avec des rémissions d'un jour, régulières et mourir vers le vingtième jour. La rate, dans ces cas, m'a paru plus agrandie et surtout augmentant jusqu'à l'exitus. Dans un cas semblable au moins je puis certifier qu'elle n'était pas palpable au début de la fièvre. S'agit-il d'une malaria aiguë septicémique à forme pseudotyphique ou d'un typhus pseudo-malarique, ou d'une symbiose des deux ? Trousseau, dans ses cliniques sur la dothiénentérie, cite la confusion possible entre cette maladie et des malaria à début pseudodothiénentérique.

La *tuberculose pulmonaire* compliquerait souvent le typhus. Il est évident qu'une tuberculose en pleine évolution marchera plus vite vers l'issue fatale, si un typhus survient pendant son cours. Quant au réveil d'un foyer latent après un typhus, il est possible comme après toute infection. Cependant j'ai été frappé de constater que sur un groupe de 9 médecins atteints de typhus presque en même temps, les deux seuls que j'aie vu guérir avaient eu une lésion tuberculeuse d'un sommet.

CHAPITRE VI

DIAGNOSTIC

Lorsqu'en période d'épidémie on se trouve en présence d'un malade paraissant profondément atteint, obnubilé, ayant une fièvre élevée survenue assez brusquement et le corps couvert de macules d'un rouge sale, le diagnostic est très facile à poser. Même sans anamnèse, quand on en a vu beaucoup, on finit par reconnaître le typhus au premier coup d'œil s'il a une marche typique : l'évolution caractéristique confirme alors le diagnostic.

L'anamnèse en médecine de guerre est rendue en effet souvent impossible par les différences de langage. En Serbie, avec les prisonniers autrichiens et les soldats du pays, il aurait fallu parler dix langues au moins pour se faire comprendre.

Quand on est loin de tout foyer épidémique, surtout quand on est en présence de cas atypiques, frustes, les conditions sont difficiles, car il s'agit d'une maladie à évolution souvent irrégulière dont nous ne connaissons pas l'agent pathogène, nous ne possédons aucune réaction simple, comme le Widal ou la recherche du bacille dans d'autres infections, pour la reconnaître, et c'est cependant les premiers cas qu'il faut arriver à diagnostiquer. On ne devra jamais alors poser un diagnostic hâtif ; mais isoler le cas et le mettre en observation. La courbe thermique, l'exanthème, surtout s'il devient pétéchial, la fine desquamation épidermique consécutive, l'état de la rate, tout le tableau clinique éclairciront la cause à juger. Depuis peu nous avons heureusement à notre disposition deux méthodes scientifiques très utiles qu'on devra toujours employer quand on est en présence d'un cas suspect d'exanthématique dans un pays ou dans une zone encore intacts, surtout en période de guerre ou de mobilisation de troupes.

Injection au Cobaye: Nicolle et Conseil [1], après avoir réussi à inoculer le typhus exanthématique aux singes, ont démontré que cette maladie est transmissible aussi au cobaye. Voici quelle est la façon de procéder :

On prendra deux ou trois cobayes dont on contrôlera la température avant l'injection. On retirera 10 centimètres cubes de sang au malade suspect par ponction veineuse et on en injectera 3

[1] *Annales de l'Institut Pasteur*, 1912.

centimètres cubes dans le péritoine de chaque cobaye. L'injection sous-cutannée ne donnerait aucun résultat. On fait prendre alors la température rectale des cobayes matin et soir. Après 7 à 16 jours, le typhus expérimental débute. C'est en général une maladie purement thermométrique paraissant peu incommoder l'animal. Elle se reconnaîtra à une ascension thermique durant de 4 à 11 jours et manifestée par une courbe caractéristique reproduisant un N majuscule en écriture cursive, c'est-à-dire présentant une ascension brusque au début, suivie d'une chute brusque immédiate, puis d'une nouvelle élévation formant un plateau continu ou un dôme. La courbe porte ainsi comme un crochet à son début, et l'existence de ce crochet permettra d'affirmer le diagnostic. Il est bien entendu qu'il faut tracer une courbe thermique complète, et ne pas se contenter de la température absolue qui est toujours plus élevée chez le cobaye que chez l'homme. Car des poussées fébriles à courbe différente peuvent être dues à une injection de sang de dothiénentérique ou de scarlatineux. En outre, il vaut mieux injecter deux ou trois cobayes qu'un seul, ce qui ne prend guère plus de temps et permet un contrôle des différentes courbes.

Cette méthode ne donnera donc des renseignements qu'au bout de 10 à 20 jours, ce qui signifie que la réponse n'arrivera souvent qu'après la guérison du malade. Mais elle est précieuse tout de même, car l'établissement d'un diagnostic sûr est plus important au point de vue prophylactique qu'au point de vue thérapeutique. Ce sera parfois le seul moyen de diagnostiquer un typhus exanthématique sans exanthème.

Examen histologique de la roséole : En présence d'un cas présentant une roséole suspecte, on y recherchera aussitôt les altérations spécifiques des artérioles cutanées au niveau des macules ou des pétéchies telles que nous les avons décrites dans le chapitre traitant de l'anatomie pathologique.

Voici comment procède E. Fränkel[1] : On excise un fragment de peau là où elle est couverte d'une roséole, sans anesthésie locale. Ce fragment est placé une demi-heure dans une solution formée de 5 parties de liquide de Müller et une partie de formol à 35 % ; puis une demi-heure dans le liquide de Müller pur, et lavé un quart d'heure à l'eau courante. Enfin un quart d'heure dans l'alcool à 80 % et une heure dans l'alcool absolu achèvent le durcissement. Toutes ces manipulations se feront à l'étuve à 56°. A la température ordinaire, le durcissement demande plusieurs jours. On procède alors à l'inclusion dans la paraffine et à la coloration des coupes suivant la méthode panoptique de Pappenheim.

Il est recommandé avant de procéder aux cou-

[1] *Münchener Med. Wochenschr.*, 1915, N° 25.

pes sériées, de partager en deux le bloc par une section transversale passant par le centre de la roséole. On examine alors particulièrement les 10 ou 15 premières coupes de chaque moitié, c'est là qu'on a le plus de chances de trouver des artérioles lésées.

Si on veut procéder du même coup à la recherche des bacilles de la typhoïde, on laissera le fragment de peau fraîche 24 heures à l'étuve dans du bouillon avant de procéder comme ci-dessus. D'ailleurs la méthode de Pappenheim colore très bien les bacilles de la typhoïde sur les coupes.

On peut arriver ainsi à avoir des préparations prêtes et faire un diagnostic le jour même où l'on a excisé la peau. Cette méthode serait d'une valeur incontestable dans le diagnostic différentiel entre typhus et typhoïde, surtout depuis que la fréquence de la vaccination antityphoïque rend la réaction de Widal moins utilisable. Cependant toute récente elle n'a pas encore été appliquée dans assez de cas pour qu'on puisse lui attribuer une valeur absolue. Dans l'épidémie de la guerre actuelle, nous avons déjà vu que l'exanthème revêt des proportions souvent très modestes. Il n'est pas démontré qu'on trouvera dans ces cas-là des altérations histologiques nettes, car si Fränkel en a trouvé constamment dans ses coupes, les roséoles qu'il a pu examiner étaient prises certainement toutes sur des cas à exanthème développé.

C'est pourquoi la base du diagnostic est encore

aujourd'hui l'examen clinique ; *les méthodes de laboratoire constituent un élément utile, mais secondaire.* Souvent, tenant compte des données étiologiques, on procèdera par exclusion.

Diagnostic différentiel.

La scarlatine est à beaucoup de points de vue la maladie qui a le plus d'analogie avec le typhus exanthématique. Cependant l'exanthème scarlatineux avec sa rougeur diffuse de la peau et ses petites macules d'un rouge vif n'a rien de commun avec les macules rouges violacées sales du typhus exanthématique, rarement confluentes et se détachant sur une peau pâle. Dans le typhus, l'exanthème est aussi plus tardif, puisqu'il n'apparaît que le quatrième jour ou le cinquième jour, tandis qu'il est très précoce dans la scarlatine.

La confusion est beaucoup plus à craindre entre la scarlatine et le rash scarlatiniforme qui peut survenir tout au début du typhus, surtout si celui-ci est accompagné d'angine ; mais ce rash est exceptionnel, il disparaît rapidement et fait alors place à la roséole caractéristique. Dans le rash typhique on provoque comme dans la scarlatine le phénomène de la dermographie blanche en passant le doigt sur la peau. D'ailleurs la fièvre tombe dans la scarlatine dès le troisième ou le cinquième jour, tandis qu'elle dure deux semaines dans le typhus. Mais il est des scarlatines à allure scepticémique où la fièvre peut se prolonger avec un état général très atteint, ce sont les scarlatines à complications streptococciques ; la présence d'une angine nécrotique presque constante ici, rare dans le typhus, et l'exanthème si différent, éviteront la confusion.

La rougeole a un exanthème un peu plus semblable à celui du typhus, surtout dans les très rares cas de rougeole hémorrhagique ; mais l'état général y est beaucoup moins atteint et la fièvre de courte durée. Quand une rougeole compliquée de bronchopneumonie prendra une allure grave, on la reconnaîtra à la conjonctivo-rhinopharyngite plus marquée que dans le typhus, à l'extension de l'exanthème au visage, ce qui n'arrive pas dans le typhus, sauf chez l'enfant peut-être et jamais aussi abondamment que dans la rougeole, à la confluence des macules rubéoliques, tandis que celles du typhus sont isolées, très rarement aussi abondantes et moins rouges. Enfin on recherchera dans tous les cas douteux les taches de Koplik sur la muqueuse des joues.

En pratique on ne pourra hésiter que les premiers jours entre une rougeole grave et un typhus léger avec rash rubéoliforme. La courbe thermique présente en effet dans les deux cas un début analogue avec ascension rapide, chute et nouvelle élévation lors de l'apparition de l'exanthème, mais dans le typhus cette chute est plus passagère et moins marquée que dans la rougeole.

A l'examen du sang la leucopémie parlera pour la rougeole, l'hyperleucocytose pour le typhus.

Avec **la variole** la prophylaxie exige un diagnostic précoce. Les deux maladies ont dans la période initiale une analogie marquée : Début assez brusque avec fièvre élevée, maux de tête, rhinopharyngite ou bronchite fréquentes, existence d'un rash initial identique. Cependant ce rash est beaucoup moins constant dans le typhus que dans la variole ou la varioloïde. Si le « rash » est tant soit peu hémorrhagique on pensera plutôt à la variole. La douleur en barre dans les reins est rare dans typhus et constante dans la période initiale de la variole ce qui fait que le varioleux devra s'aliter parfois avant le typhique. Dès le troisième ou le quatrième jour l'apparition de l'éruption variolique tranche aisément la question.

La récurrente débute plus brusquement que l'exanthématique, sans prodromes, avec un sensorium assez normal malgré une fièvre élevée. Elle ne présente pas d'exanthème et dure une semaine au plus pour récidiver une, deux ou trois fois. Curschmann[1] parle cependant d'un exanthème en piqûres de puces qui n'y serait pas très rare. Je ne l'ai jamais vu. Dès le troisième

[1] Curschmann. *Das Fleckfieber.* Vienne, 1900.

ou le quatrième jour on y trouvera toujours les spirilles d'Obermeier dans le sang pris par ponction veineuse et presque toujours dans le sang pris à la pulpe du doigt. En outre, la récurrente s'accompagne d'ictère très rare dans le typhus. Si ces deux affections ont été confondues souvent jusqu'à la découverte d'Obermeier, c'est que le mode de propagation en étant semblable, elles coïncident souvent dans une même épidémie.

La fièvre typhoïde, elle aussi, a été jusqu'au siècle dernier confondue avec le typhus, car comme lui elle est fréquente dans les guerres, elle atteint profondément le sensorium du malade, lui donne un facies intoxiqué et une fièvre prolongée. Cependant le typhus en diffère par son étiologie, par son début qui est beaucoup plus rapide, par l'exanthème, par l'absence de symptômes intestinaux, par sa durée plus courte, par le mode de déferveseence en lysis plus brève que dans la typhoïde. L'examen du sang enfin donne des résultats différents dans les deux cas.

La *réaction de Widal* devra toujours être faite dans les cas douteux. Si elle est négative, on pensera au typhus exanthématique ; si elle est positive et qu'on peut éliminer l'existence d'une typhoïde antérieure ou d'une vaccination, on pensera plutôt à la dothiénentérie. Cependant dans les populations où l'on est surtout appelé à diagnostiquer le typhus, la typhoïde est souvent endémique au point que, l'ignorance des malades aidant, en rendant toute anamnèse incomplète, le Widal positif n'éclaire pas toujours le diagnostic.

La recherche du bacille typhique dans le sang du malade est un peu plus délicate, mais plus utile aussi dans les cas qui nous intéressent. Elle est positive dès le début de la fièvre, donc plus précoce que la réaction de Widal. D'après Jochmann [1] elle serait positive dans 90 % des cas. Sur 247 cas du service de Widal d'après Sabrazès [2], on est arrivé à 100 % de résultats positifs dans le premier septénaire et 86 % dans le deuxième. La technique la plus simple, due à Kayser, consiste à mélanger immédiatement 2 à 3 cm^3 de sang extrait par ponction veineuse avec 5 cm^3 de bile stérilisée par la cuisson. Après 8 à 10 heures à l'étuve à 37° on étend la bile sur une plaque de Drigalski-Conradi et après 12 heures d'étuve on voit la plaque couverte de colonies. On y identifie le bacille d'Eberth par la séroagglutination ou simplement en constatant au microscope que les bâtonnets sont doués de mouvement. En cas de septicémie, les caractères des colonies et des bactéries donneront le diagnostic causal. Il ne suffit pas d'obtenir une culture positive du sang pour éliminer le diagnostic de typhus, puisque nous avons vu que celui-ci est fréquemment compliqué de bactériémie secondaire, mais la présence de

[1] Jochmann. *Lehrbuch der Infektionskrankheiten*, Berlin, 1914.

[2] Gilberg et Weinberg. *Traité du sang*. Paris, 1913.

bacilles d'Eberth suffit en pratique pour l'éliminer.

L'exanthème est bien différent aussi : Dans la typhoïde il est formé de roséoles clairsemées localisées surtout à la ceinture, surélevées en maculo papules au point qu'on peut les sentir au doigt et d'un beau rose si le malade n'est pas cyanosé. Dans le typhus la roséole est en général plus abondante, répandue sur tout le corps d'une couleur plus violacée et ne fait aucun relief palpable sur la peau, sauf chez les rares sujets à peau très mince et les premiers jours seulement. En outre, on voit dans la règle une marbrure violacée du fond de la peau dans le typhus, jamais dans la typhoïde. L'éruption du typhus évolue en une seule poussée, toujours à partir du quatrième ou du cinquième jour, tandis que dans la typhoïde de nouvelles éruptions peuvent survenir successivement tandis que les premières ont disparu. Il va sans dire que si la roséole devient pétéchiale on pensera plutôt au typhus. Malheureusement, la question semble se compliquer justement dans la guerre actuelle où nous avons pu observer en Serbie des typhoïdes contrôlées à l'autopsie où la roséole était extrêmement abondante, sans relief et même parfois pétéchiale. Il serait très utile de contrôler si dans ces lésions pétéchiales de la typhoïde on ne trouve pas des lésions vasculaires semblables à celles que Fränkel croit être pathognomoniques du typhus exanthématique. Le même phénomène a frappé les médecins autrichiens [1]. Boral publiait récemment l'intéressante observation d'un officier atteint de fièvre typhoïde avec Widal positif sans vaccination antérieure, roséole abondante répandue sur tout le tronc, exanthème maculeux sur les membres et courbe de typhus, tandis que quelques jours après son ordonnance fit un typhus avec courbe rappelant la typhoïde, exanthème semblable à celui de son maître, mais Widal et hémoculture négatifs.

En 1870 déjà, au siège de Metz, une épidémie de typhoïde se distingua par l'abondance de l'éruption et son caractère rappelant le typhus, ce qui donna lieu à de fréquentes confusions. Il est curieux de voir à 45 ans de distance la guerre engendrer les mêmes formes cliniques.

L'état du tube digestif est surtout frappant dans l'examen des cas civils, car chez le soldat au front ou les prisonniers de guerre, la fréquence d'entérites concomittantes obscurcit le tableau. Cependant, règle générale, dans le typhus les selles sont rares ou normales, et le ventre souple, indolore ; dans la fièvre typhoïde, les selles sont en purée de pois et le ventre ballonné, sensible. Les hémorrhagies intestinales n'existent pas dans le typhus, à moins qu'il ne soit accompagné de diathèse hémorrhagique généralisée.

La *courbe thermique* présente d'habitude dans la fièvre typhoïde une ascension lente durant une

[1] *Wiener Klinische Wochenschrift*, N° 24, 1915.

semaine, un plateau irrégulier pendant le deuxième septénaire et une chute en lysis durant le troisième septénaire. Celle du typhus débute par une ascension assez brusque, suivie fréquemment d'une chute après un ou deux jours, d'une nouvelle exacerbation plus forte accompagnée de frisson la veille de l'exanthème, d'un plateau très élevé beaucoup plus régulier que celui de la typhoïde et d'une chute en lysis rapide précédée souvent d'une crise syncopale avec « exacerbatio critica ». Enfin la fièvre évolue en 14 jours en moyenne : elle est donc moins prolongée que celle de la dothiénentérie.

Si ce tableau n'est pas constant, on voit cependant des séries de 20 typhus dont les courbes paraissent calquées les unes sur les autres. Cet élément a donc malgré tout une grande valeur diagnostique.

La *rate,* nous l'avons vu, est plus précocement agrandie dans le typhus, mais d'une façon beaucoup plus passagère aussi que dans la fièvre typhoïde.

La bradycardie relative ou le dichrotisme du pouls parleront pour la typhoïde ; la tachycardie et l'hypotension précoce, pour le typhus. Le sensorium est d'ordinaire plus vite et plus profondément atteint dans le typhus.

Enfin à *l'examen du sang* on pensera à la typhoïde s'il y a leucopémie, au typhus s'il y a hyperleucocytose.

Dans la recherche d'un diagnostic rétrospectif, la présence de fines desquamations de la peau parlera pour le typhus. Ce sera surtout utile quand, sans anamnèse, il faudra savoir si une parotidite est primitive ou secondaire.

On a décrit ces dernières années, sous le nom de typhus mandchourica, une forme de fièvre typhoïde observée dans la guerre russo-japonaise où le début est brusque et la roséole très abondante. L'agent pathogène décrit par Bothine y serait analogue au bacille d'Eberth, mais plus long. On le retrouve à l'hémoculture. Cette maladie aurait un pronostic particulièrement favorable. Je la cite ici, car on en a signalé des cas dans l'armée russe actuellement.

Parmi les innombrables formes cliniques que prend l'infection d'origine digestive de l'organisme par le bacille du *paratyphus A ou B,* si mal nommé puisqu'il provoque le plus souvent des gastroentérites aiguës, qui n'ont rien de paratyphiques, on observe parfois un tableau clinique rappelant le typhus par sa courbe fébrile et un exanthème plus abondant que celui de la fièvre typhoïde. Cependant le sensorium y est très rarement atteint profondément et la prédominance des symptômes intestinaux est frappante, mais pas toujours. Dans ces cas la séroagglutination du bacille du paratyphus A ou B et l'hémoculture donneront le diagnostic. En outre la roséole, contrairement au typhus exanthématique, y est presque toujours surélevée, et l'issue très rarement fatale.

Il en est de même des nombreuses espèces d'érythèmes cutanés d'origine alimentaire ou médicamenteuse auxquels il faudra souvent songer.

L'influenza : Au début de chaque épidémie, les premiers cas de typhus ont été qualifiés d'influenza. Il en fut encore ainsi récemment dans des camps de prisonniers russes en Allemagne. Pour moi, je ne vois d'analogie entre ces deux affections que dans les symptômes catarrhaux de la période initiale de certains typhus ; à part cela tout y est différent et la confusion ne me paraît possible que grâce à un manque d'observation impardonnable, à moins d'être en face de formes de typhus extrêmement frustes.

Les septicémies primitives n'entrent en ligne pour le diagnostic différenciel avec le typhus que lorsqu'elles sont cryptogénétiques ou compliquent des plaies de guerre et quand elles sont accompagnées de roséoles ; celles-ci par leur nature même de foyers microbiens, sont plus rouges et plus saillantes que celles du typhus. L'hémoculture sera utile ici aussi.

Récemment, on a décrit des formes atypiques de *méningite cérébrospinale* avec exanthème et état sporeux. La ponction lombaire décidera du diagnostic dans ces cas d'ailleurs trop rares pour avoir une importance pratique.

La roséole luétique est pour moi celle qui se rapproche le plus de la roséole du typhus exanthématique lorsqu'elle est purement maculeuse. Elle n'est jamais accompagnée d'une fièvre semblable à celle du typhus, à moins d'infection intercurrente.

On voit enfin souvent, chez n'importe quel soldat fébrile, des *éruptions banales* simuler l'exanthème du typhus. Je veux parler, outre les taches bleues déjà signalées et dues aux piqûres de morpions, des vulgaires piqûres de puces. Celles-ci, chez des malades, des pneumoniques surtout, particulièrement couverts de vermine, souvent épuisés, pourraient simuler une roséole ; mais on y distinguera facilement le point hémorrhagique du centre qui est toujours beaucoup plus grand dans les pétéchies du typhus. D'ailleurs la zone rosée entourant le point de piqûre disparaît en quelques heures.

En citant encore pour mémoire les formes de *malaria* à fièvre au début continue et la *tuberculose miliaire,* je crois avoir épuisé la liste des maladies qu'on pourrait confondre avec le typhus.

Qu'on me permette, pour clore ce chapitre, d'insister encore sur le fait que *dans le diagnostic du typhus exanthématique, l'aspect de la roséole, la date de l'éruption et son évolution en une seule poussée ont plus d'importance que le nombre des efflorescences.*

CHAPITRE VII

PRONOSTIC

Le typhus exanthématique est une infection grave, plus grave que toutes les maladies infectieuses aiguës communes en Europe. Comme mortalité il vient immédiatement après le choléra et la peste, et dans certaines circonstances, il peut les égaler.

Sa virulence est cependant sujette à d'énormes fluctuations suivant les épidémies, les races, l'état social et le mode de traitement.

Voici un tableau de la mortalité par typhus dans plusieurs séries de cas épidémiques :

Epidémie civile anglaise, 1848-1862, (Murchison).

Cas traités au London Fever Hospital : 4787. Mortalité 20,89 %.

Epidémie de la guerre de Crimée, 1855, (Nicolle, *Revue d'hygiène,* février 1915).

Cas observés dans une armée française : 12000. Mortalité 50 %.

Epidémie de la guerre Russo-Turque, 1877-1878, (Niedner, *Die Kriegsepidemien des 19. Jahrhunderts,* Berlin 1903).

Cas observés dans l'armée russe : 48111. Mortalité 50 %.

Epidémie civile en Allemagne, 1876-1879, (Curschmann, *Das Fleckfieber* 1900).

Cas traités au Moabit, à Berlin : 676. Mortalité 23,5 %.

Epidémie civile en France, 1893, (Thoinot. *Paris médical* 1915, n° 49-50).

Cas observés à Paris : 149. Mortalité 40 %.

Epidémie des guerres balkaniques (1913).

Mortalité chez les Serbes : environ 10 %.

Epidémie civile de Groningue, Hollande, 1901, (Wenckebach, *Wien. Klin. Woch.* 1915, n° 20).

Cas observés 57. Mortalité 7 %.

Epidémie guerre actuelle, 1914-1915.

Mortalité moyenne chez les *prisonniers russes en Allemagne et en Autriche:* environ 5 %. (Neumann, *Medizin. Klinik,* n° 15, 1915 ; Wiener, *Wien. Klin. Woch.*, n° 15, 1915).

Mortalité moyenne chez *les prisonniers serbes en Autriche* 31 %. (Wiener, loc. cit.).

Mortalité moyenne chez les *Allemands et Autrichiens chez eux :* environ 25 %. (Lindner, *Wien. Klin. Woch.,* mars 1915 ; Neumann, Loc. cit.).

Mortalité moyenne en Serbie :

A. *Au début de l'épidémie* (novembre 1914) environ 15 %.

B. *Au maximum de l'épidémie* (janvier-février 1915) environ 60 %.

C. *Au déclin de l'épidémie* (mai 1915) environ 15 %.

Mortalité des médecins en Serbie en janvier, février, mars 1915, environ 120 cas : 70 %.

Mortalité des médecins russes dans la guerre Russo-Turque (1877-1878) : environ 60 %.

CONCLUSIONS

1. *Le pronostic varie selon la race :* Tous les médecins ont été frappés en Allemagne par la bégninité de l'exanthématique chez les Russes prisonniers. La mortalité y est cinq fois moindre que chez les Allemands et les Serbes. Il s'agit de l'adaptation de la race au virus due à l'existence endémique du typhus exanthématique dans les provinces russes. Cette accoutumance relative doit être récente si dans la guerre russo-turque de 1878, les Russes eurent encore 34 % de mortalité dans cette infection. Peut-être est-ce justement cette épidémie de 1878 qui est le point de départ de l'extension du typhus en Russie et de ses conséquences.

Moi-même, avant d'avoir connaissance de ces faits, j'avais noté une évolution plus bénigne de la maladie chez les prisonniers autrichiens venant de Galicie et de Silésie, ainsi que chez les recrues albanaises.

Curschmann [1], dans son livre classique sur le typhus, hésite à croire à l'influence de la race sur le pronostic.

En Egypte et en Chine il est connu que l'infection est beaucoup plus grave chez les Européens que chez les autochtones.

2. *Le pronostic varie suivant les épidémies :* En Serbie, l'épidémie de 1913 donna une mortalité relative cinq fois moindre que l'épidémie actuelle, où cependant la présence de sujets immunisés antérieurement semblait devoir refréner la marche du mal. Les facteurs absents en 1913 et présents en 1915 sont l'entassement des foules par l'évacuation des villes du nord lors de l'invasion autrichienne et l'arrivée d'un nombre très élevé de prisonniers et de blessés dans un pays non préparé à les recevoir à cause de la déclaration brusque de la guerre. Dans ces conditions le contage put se propager beaucoup plus rapidement et exalter d'autant sa virulence.

Dans le typhus endémique, les auteurs qui basent leurs chiffres sur de nombreuses statistiques parlent d'une mortalité de 6 à 7 %, pouvant monter à 20 %. Dans les grandes épidémies de guerre,

[1] Curschmann. *Das Fleckfieber*, Vienne, 1900.

nous l'avons vu, la mortalité est beaucoup plus élevée. Cela est dû, moins à l'affaiblissement des soldats, qu'à la facilité offerte au virus de passer d'un homme à l'autre. Si l'affaiblissement des soldats était la cause principale, en effet, nous n'aurions pas observé en Serbie une évolution de la fièvre typhoïde au total moins grave que dans les cas endémiques.

3. *Le pronostic varie suivant la classe sociale :* Quand l'exanthème est endémique, il ne se propagera guère que chez des miséreux, souvent alcooliques. Curschmann qui a divisé ses observations en trois classes suivant l'état social a trouvé une mortalité de 14,89 % chez les riches et 27,64 % chez les pauvres. La précocité et la nature des soins y est peut-être pour quelque chose.

En temps d'épidémie de guerre, au contraire, presque tous sont frappés, et, fait curieux, les médecins fournissent la mortalité relative la plus forte. Le chiffre de 73 %, observé en Serbie au maximum de l'épidémie, est un des plus élevés qu'on connaisse. Pour moi, j'en vois quatre raisons : 1° les médecins issus en moyenne d'un milieu peu exposé à la vermine, et partant au typhus, ont moins de chances que des paysans balkaniques d'avoir dans le sang des anticorps spécifiques fabriqués par leurs parents ; 2° ils sont bien placés par leur profession pour savoir ce que signifie pour un homme d'avoir le typhus et on peut moins facilement leur cacher le diagnostic ; ils ont beau être courageux, leur moral s'en ressent ; 3° en Serbie, du moins, les classes élevées sont presque uniquement carnivores, partant plus exposées à l'autointoxication intestinale que les paysans qui y consomment peu de viande et beaucoup de lait caillé ; 4° ils prennent trop facilement des antithermiques.

4° *Le pronostic varie avec le moral du malade :* S'il est moins démontré qu'on ne le croyait autrefois que la peur rend malade dans les « pestes », il est certain qu'elle y joue un rôle prédisposant et peut diminuer la résistance de l'individu, d'autant plus que dans le typhus exanthématique l'état du cœur et du système nerveux sont au premier plan. Cette relation nous avait tellement frappés au moment où l'épidémie sévissait le plus violemment en Serbie, qu'en voyant un nouveau médecin ou un économe d'hôpital se tenir à distance des malades, pâlir s'il était touché par l'un d'eux, nous avions l'habitude de dire : « Il a la frousse, dans trois semaines il est f... » et ce fut presque toujours vrai.

5. *Le pronostic varie suivant l'âge et le sexe :* Dans l'épidémie particulièrement grave que j'ai suivie, je ne me rappelle pas avoir vu un seul homme de plus de cinquante ans en échapper. Dans d'autres épidémies, ce fut moins absolu ; mais la mortalité fut toujours plus forte chez les vieux que chez les jeunes.

Dans la guerre actuelle de 1915, Neumann

(loc. cit.) déclare que chez les Allemands la mortalité est de 25 % avant 30 ans et 50 % de 30 à 50 ans.

Chez l'enfant, à côté de formes moyennes, on observe beaucoup de cas frustes où la mortalité est très faible.

La statistique de Curschmann (loc. cit.) est à retenir :

De 10 à 20 ans,	mortalité	2,5 %
De 20 à 30 ans,	»	5,5 %
De 30 à 40 ans,	»	20 %
De 40 à 50 ans,	»	48,5 %
De 50 à 70 ans,	»	63 %
De 70 à 80 ans,	»	100 %

Quant au *sexe,* la femme, peut-être parce qu'elle est moins exposée aux intoxications chroniques que l'homme, résiste mieux que lui au typhus. Murchison cite une épidémie à Glascow où les hommes donnèrent une mortalité de 32 %, les femmes 20 % seulement.

6. *Le pronostic varie suivant le traitement :* A Pirot où je travaillais, la mortalité était de 50 à 70 % dans un hôpital où les malades, mal tenus, étaient couchés sur des paillasses et soignés indifféremment à l'aide d'antithermiques. Dans mon hôpital où les patients avaient des lits, étaient proprement tenus, j'en perdais 40 à 50 %. Cette mortalité tomba à 17 % quand, ayant observé la maladie, je pus instituer un traitement sympto-

matique judicieux, et ceci en pleine période maximale de l'épidémie.

Cependant il ne faudrait pas tirer des conclusions trop absolues et croire que l'absence de soins suffisants était la cause de l'énorme mortalité en Serbie, car dans les camps de prisonniers russes en Allemagne, on fut parfois obligé (?), étant donnée la propagation rapide du contage, de laisser malades et bien portants pêle-mêle dans leurs baraques sombres, demi-souterraines, parfois sans fenêtres, à atmosphère empuantée [1], couchés sur la paille tout habillés, ce qui n'est pas l'idéal du traitement, et cependant la mortalité y fut cinq à six fois moindre que chez les Allemands soignés dans des hôpitaux modernes.

7. *Les intoxications chroniques assombrissent le pronostic :* Les alcooliques invétérés surtout, les chiqueurs de tabac, et en moindre proportion les grands fumeurs, ont plus de chances que les autres de faire des syncopes mortelles.

8. *L'obésité* prédispose aux mêmes résultats, ainsi que toute cause de faiblesse du myocarde.

Est-il possible, d'après la marche de la maladie, de prévoir quelle en sera l'issue ? Il n'est pas aisé de répondre, car on voit souvent des cas qui semblaient perdus se remettre et d'autres mourir d'une syncope brusque alors qu'ils paraissaient évoluer légèrement.

---

[1] Détails empruntés à Jürgens, Berlin. *Klinische Wochenschr.* 21 juin 1915.

On peut cependant signaler comme d'un pronostic particulièrement mauvais les formes adynamiques, où une profonde stupeur coïncide avec une fièvre peu élevée et les formes hyperpyrétiques où la fièvre se maintient au-dessus de 41°.

Le *pouls* est le symptôme sur lequel on se basera avec le moins de chances d'erreurs pour établir le pronostic. S'il est hypotendu, rapide, irrégulier dès la première semaine, le pronostic s'assombrit. Dans la seconde semaine, il peut être dépressible et rapide même dans des cas qui évolueront bien, puisqu'on en voit se guérir après avoir eu un pouls filant incomptable pendant plusieurs jours.

Les *symptômes nerveux* indiquent assez bien le degré de l'intoxication générale. Les convulsions chez l'adulte sont un signe défavorable ; chez l'enfant elles sont d'une moindre gravité.

Les vieux médecins anglais cités par Murchison signalaient déjà comme d'un mauvais pronostic le myosis excessif, la « pinhole pupil ».

L'intensité de l'exanthème, nous l'avons vu, a peu de valeur pronostique. Par contre, l'existence de purpura ou la cyanose prononcée des membres et du visage présagent une issue fatale.

Il en est de même de l'*anurie.* L'albuminurie légère est sans gravité, l'albuminurie forte avec néphrite est un symptôme très sérieux. Il est utile de vérifier constamment la quantité d'urine.

Toutes les complications de l'exanthématique n'ont pas la même importance.

La pneumonie lobaire y est beaucoup plus dangereuse que la pneumonie lobulaire.

Les parotidites risquent d'enlever le malade très lentement, soit en l'affaiblissant, soit par septicémie chronique.

CHAPITRE VIII

ETIOLOGIE

Toute l'étiologie du typhus exanthématique est dominée par ce fait : *Cette maladie est propagée par les poux. Le pou est l'hôte intermédiaire, sinon indispensable, du moins pratiquement constant du virus exanthématique. Il joue dans le typhus le rôle que jouent les anophèles dans la malaria.*

Ce fait, déjà pressenti par plusieurs praticiens des pays contaminés, a été vraiment découvert et prouvé expérimentalement par Nicolle en 1910.

Nicolle[1], en une série d'expériences admirables, a démontré les faits suivants :

1. Le sang des malades de typhus exanthématique injecté sous la peau du chimpanzé à la dose de 1 cm³ provoque sûrement l'infection typhique chez cet animal. Pour infecter le macaque, les singes inférieurs et le cobaye, l'injection intrapéritonéale de 3 à 3,5 cm³ de sang est nécessaire.

---

[1] Charles Nicolle. *Recherches expérimentales sur le typhus exanthématique entreprises à l'Institut Pasteur de Tunis en 1910. Annales de l'Institut Pasteur*, 1911.

2. Le sang des typhiques est infectant pendant toute la durée de la maladie, depuis deux jours avant la fièvre jusqu'à deux jours après la guérison, mais il est plus virulent vers la fin de l'infection.

3. Il est possible de réaliser des passages du virus de singe à singe en injectant du sang de singes malades à des singes sains. Le passage par le chimpanzé semble augmenter la virulence de l'infection pour le macaque.

4. Une attaque grave d'exanthématique confère l'immunité au singe contre une infection ultérieure.

5. Le sérum des convalescents du typhus présente vers le dixième jour des propriétés préventives et curatives pour le singe.

6. La piqûre du pou des vêtements nourri de sang virulent est infectante pour le singe ; mais elle ne l'est que pendant une période très courte du cinquième au septième jour après le repas infectant de l'insecte.

Anderson et Goldberger en Amérique ont démontré que le pou de tête peut également transmettre le typhus. Les expériences de laboratoire semblent démontrer que les autres insectes : punaises, puces, ne peuvent pas transmettre le typhus.

Ces expériences faites sur l'animal n'ont de valeur pour l'homme que si l'expérience clinique les vérifie. Or pendant tout mon séjour au milieu

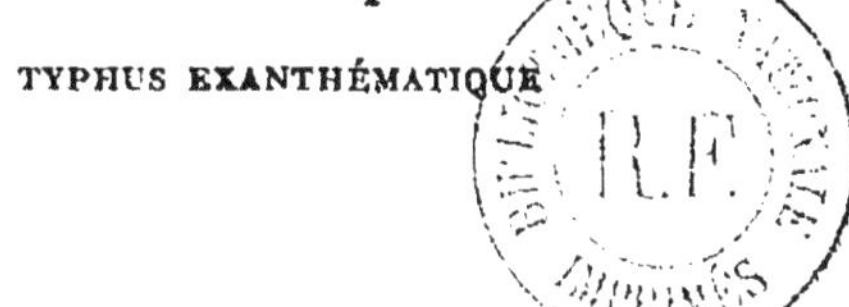

de l'épidémie, je n'ai pas pu relever un fait qui puisse les infirmer. Au contraire, voici quelques observations qui les confirment.

Le typhus est transmis par les poux :

Je n'ai pas observé un seul cas de typhus en Serbie où le malade puisse nier avoir été piqué par les poux.

Dans notre groupe hospitalier, un seul médecin, le Dr P. certifiait toujours qu'il n'avait pas trouvé un seul pou sur lui, malgré qu'il eut vérifié son linge chaque soir. Il fut le seul à ne pas tomber malade.

Dans les hôpitaux modernes tenus très proprement, le personnel ne s'infecte pas.

Au camp de Merzdorf, Jürgens a arrêté l'épidémie en supprimant les poux, tout en laissant malades et bien portants entassés ensemble dans leurs baraques.

Dans mon service, les infirmiers s'infectèrent tous tant qu'il y eut des malades atteints de pédiculose. Huit jours après la désinfection générale il n'y eut plus d'infirmier infecté. Trois semaines après, quatre infirmiers prennent la maladie. Les poux s'étaient de nouveau répandus partout grâce à l'intervention d'un fonctionnaire qui avait, contrairement à mon ordre, fait introduire des vêtements pleins de vermine dans l'hôpital six jours auparavant.

Le pou est un véritable hôte intermédiaire du virus et non un simple véhicule. Sa piqûre n'est infectante que dès le cinquième jour après qu'il se soit repu de sang virulent, c'est-à-dire que le pou, infecté par voie digestive, fait un stade d'incubation, prend la maladie qui dure deux jours chez lui et n'est contagieux qu'alors.

Le 10 janvier 1915, en défaisant un pansement chez un nouvel arrivé en pleine période d'état de typhus, je trouvai une véritable nappe de poux sous la bande. Plusieurs tombèrent sur mes avant-bras nus. M'étant fait bien brosser aussitôt, je sentis cependant au bout de quelques minutes une piqûre sur le bras. Je descendis me déshabiller et je trouvai un gros pou en plein repas sur ma peau. Je le plaçai aussitôt sous le microscope pour le dessiner, convaincu que j'étais infecté, afin de conserver un souvenir de l'insecte coupable. Il avait le tube digestif plein de sang qu'il n'avait certainement pas eu le temps de sucer sur moi, du reste ce sang était déjà noir. Il ne pouvait provenir que du malade d'exanthématique. Donc j'avais été piqué par un pou gorgé de sang virulent et cependant je restai encore huit semaines en parfaite santé. L'insecte était donc encore en période d'incubation non contagieuse ou bien, vu sa taille témoignant d'un âge respectable, déjà guéri depuis longtemps de son typhus.

Cette expérience est d'autant plus concluante que le typhus que je fis deux mois après, quoique mieux adapté alors aux conditions du milieu, prouve que je n'étais nullement immunisé contre l'infection.

Plusieurs autres médecins de mes amis ont été piqués par des poux en plein hôpital sans s'infecter.

Cette constatation démontre qu'en pratique il faut être piqué souvent ou avoir une malchance particulière pour que l'insecte soit justement dans la courte période où il est infectant, lorsqu'il vous pique.

Ce fait est aussi démontré par l'observation épidémiologique. Il suffit, en effet, d'une destruction relative et continue des poux pour arrêter une épidémie. Et ce fait est encourageant, car si la suppression absolue du dernier pou dans une ville ou une armée est destinée souvent à ne rester qu'un pieux désir, la destruction relative en est possible rapidement.

On m'a dit plusieurs fois : « Alors puisqu'il faut tant de poux pour propager l'infection, il faut être aussi bien peu soigneux de sa personne pour s'infecter. » Quand on a vu la vermine à l'œuvre dans un hôpital débordant de typhiques où l'on manque de linge et de personnel, quand on sait combien dans ces conditions les poux se multiplient rapidement, on comprendra que le médecin ne pourra pas ne pas être piqué plusieurs fois, à moins naturellement de soigner ses malades sans les examiner ou même sans entrer dans la salle, comme je l'ai vu faire.

Pour moi, pendant ma visite j'avais toujours deux prisonniers autrichiens très dévoués à ma personne et chargés de détruire aussitôt tout pou qu'ils pourraient apercevoir sur ma blouse ; malgré cela, j'en trouvais encore parfois en vérifiant mon linge chaque jour à midi et le soir.

Le virus de l'exanthématique, s'il est transmissible déjà directement d'homme à homme peut-être, de singe à singe sûrement, subit dans le corps du pou une exacerbation énorme de sa virulence.

Le laboratoire le démontre déjà amplement, puisqu'il faut injecter 3 à 5 cm^3 de sang virulent dans le péritoine d'un macaque pour lui transmettre l'infection, tandis qu'inoculée par le pou une dose microscopique de virus suffit. J'ai aussi, à ce propos, fait, bien malgré moi, une expérience personnelle assez intéressante.

Vers le 20 janvier 1915, un malade que je piquais à la pulpe du doigt pour rechercher les spirilles d'Obermeier dans son sang, saisit l'aiguille au moment où je venais d'opérer, donc infectée, et l'enfonça dans mon doigt profondément en riant de s'être vengé. Déjà immunisé contre la récurrente, je n'y ai pas pris garde et je ne me désinfectai pas pour ne pas perdre de temps. Le lendemain, le sujet était couvert d'une belle roséole d'exanthématique. J'avais donc été dans de bonnes conditions pour faire une infection directe, je ne pris pas encore le typhus cette fois-là.

Plus curieux est le fait suivant : L'infirmier de l'hôpital civil de Pirot, un vieux paysan, était préposé aux autopsies. Il faisait ce travail en se blessant presque chaque fois, ne se désinfectait qu'avant d'aller dîner et pourtant ne prit le typhus que plus tard en soignant un malade. Cependant je l'avais vu de mes propres yeux se faire une belle balafre à la main pleine du sang d'un typhus qu'il autopsiait devant moi. S'agit-il peut-être d'un de ces cas d'immunité acquise à la piqûre anatomique, comme on en observe souvent chez les valets de salle d'autopsie, qui se blessent impunément en recousant les cadavres, ou est-ce la démonstration que pour l'infection directe d'homme à homme il faut inoculer une dose notable de virus ?

Le passage rapide et facile d'homme à pou et de pou à homme exalte la virulence du typhus.

Nous l'avons vu en Serbie. Au début de l'épidémie la maladie évoluait d'une façon moins grave, tandis que les cas étaient plus rares. Quand plus tard on fut débordé, que le nombre des cas rendit tout isolement imparfait, la propagation rapide et facile du contage le rendit beaucoup plus virulent.

C'est aussi dans les épidémies de guerre où les grandes accumulations d'hommes rendent la propagation du typhus plus rapide, que la mortalité relative est aussi la plus grande. Nous avons déjà dit plus haut pourquoi nous ne croyons pas qu'il s'agisse d'une moindre résistance des hommes uniquement.

Mais bientôt, et ici ce n'est pas le laboratoire qui nous l'enseigne, *si l'épidémie continue, le virus après s'être exalté, s'épuise et perd peu à peu sa force.*

A la fin de l'épidémie de Serbie la mortalité relative était beaucoup plus faible qu'au milieu de celle-ci. Et pourtant, ce ne sont pas les mesures prises contre la contagion qui peuvent l'expliquer, car la prophylaxie diminue la mortalité absolue, mais non pas la mortalité relative, du moins pas directement.

Les épidémies de typhus ont tendance, après une forte flambée, à diminuer d'elles-mêmes pour ne plus se manifester que par des cas sporadiques.

Jürgens a fait au camp de prisonniers russes de Merzdorf-Cottbus l'expérience suivante : Au bout de quelques mois d'épidémie, il retira de quelques compagnies les prisonniers encore indemnes et en forma une nouvelle compagnie de 750 hommes sans les débarrasser de leurs poux. Les conditions paraissaient donc favorables à une nouvelle poussée de l'épidémie qui n'était pas arrêtée, et pourtant quelques soldats s'infectèrent seulement. Le virus semblait avoir perdu sa virulence.

Les cas sporadiques après une épidémie ne sont graves qu'en tant qu'ils concernent des individus affaiblis ou miséreux.

D'après Nicolle, la transmission héréditaire du virus du typhus chez les poux est peu probable, tandis qu'elle existe certainement pour les spirilles de la récurrente, ce qui explique la peine plus grande qu'on a à lutter contre cette dernière.

Par contre, les crottes de poux étendues sur des plaies de grattage sont infectantes, du moins pour le singe 9 à 10 jours après le repas infectant. On sait que dans la récurrente la transmission du pou à l'homme ne se fait pas par piqûre, mais par écrasement de l'insecte infecté sur la peau. Nicolle et ses élèves l'ont démontré eux-mêmes.

Une atteinte de typhus confère une immunité durant plusieurs années, souvent définitive.

En Serbie, les médecins qui avaient eu le typhus exanthématique pendant la guerre de 1913 restèrent immunisés en 1915. Les infirmiers et médecins qui tombèrent malades au début de l'épidémie de 1915 purent continuer à soigner des typhiques couverts de poux, sans s'infecter à nouveau.

Murchison a eu lui-même le typhus deux fois et cependant ayant décidé de ne faire soigner ces malades que par des infirmiers qui avaient déjà passé par l'infection, il ne voit aucun de ceux-ci se réinfecter.

Cette immunité absolue peut devenir une immunité relative pour la descendance.

Témoin l'évolution bénigne du typhus chez les Russes, les Chinois et les Turcs, où il est endémique, et maligne chez les Occidentaux, où il est fort rare.

Dans une épidémie à Tchin tchaou, en 1911, Fürth rapporte que chez les Chinois le typhus ne durait que 7 jours, tandis qu'il en durait normalement 14 chez les Européens.

Le typhus ne se propage-t-il que par les poux ?

C'est à peu près certain, car ce mode de transmission explique bien toutes les données épidémologiques que lui opposent ceux qui n'y croient pas. Ainsi beaucoup de médecins galiciens soutiennent que le typhus se propage par l'air, parce qu'il est beaucoup plus contagieux dans les locaux fermés que là où l'on maintient un courant d'air continu. Or là où l'air est frais et où entre la lumière, le pou est beaucoup moins mobile que dans une atmosphère chauffée vers 30° et dans l'obscurité. En outre, là où on ouvre les fenêtres il est probable qu'on est plus propre, qu'on change plus souvent de linge que là où on se contente d'air confiné, et cela suffit pour diminuer les poux.

« Le typhus serait dû au froid, car il est plus fréquent en hiver qu'en été. » Les grandes épidémies de typhus contrairement à celles de typhoïde sont plutôt hivernales ou printanières. Mais ici aussi l'explication est simple : les poux se développent mieux en hiver dans les vêtements chauds qu'on change rarement par peur du froid, surtout quand il faut le faire en plein air comme les soldats en campagne. En hiver aussi on aime à s'entasser ensemble pour se réchauffer dans des locaux étroits où les poux ont toute facilité pour passer de l'un à l'autre. En été, au contraire, les soldats qui dorment en plein air sont moins serrés, et de jour ils sont tout heureux de changer de linge au soleil ou même d'enlever leurs vêtements pour en secouer la vermine.

Les punaises peuvent-elles transmettre le typhus ? Les expériences sur le singe semblent le nier ; en outre l'existence presque constante de cet insecte dans les hôtels de certains pays semblerait devoir y répandre très rapidement le typhus qui ne s'y propage cependant pas.

J'ai pourtant observé chez un confrère un fait que je transcris ici pour mémoire seulement :

Mon ami le docteur H., qui travaillait comme chirurgien et était ainsi moins exposé au contage, se réveilla un dimanche matin couvert de piqûres de punaises. On trouva de ces insectes dans son lit. Depuis ce jour il changea d'humeur, et le dimanche suivant il commençait un typhus. Le mode de propagation du typhus dans l'hôpital où il habitait fait aussi penser un peu au transport par punaises. En effet, il y avait cinq chambres, placées l'une à côté de l'autre et occupées par des médecins. Dans la première au fond, logeaient deux confrères autrichiens qui prirent le typhus à quinze jours d'intervalle, dans la seconde logeait le docteur P. qui resta indemne, dans la troisième le Dr H. qui tomba malade trois semaines après le second des médecins autrichiens ; dans la quatrième, un confrère polonais qui s'infecta huit jours après le docteur H. ; dans la cinquième, un étudiant qui n'eut que la récurrente. Or toutes ces chambres communiquaient par des portes en général fermées, et dans tous les lits, sauf celui du Dr P., on trouva des punaises. (M. P. avait saupoudré son matelas de poudre de pyrèthre.)

Peut-être y a-t-il ici une simple coïncidence. Mais tout en ne lui attribuant qu'un rôle très secondaire, j'ai peine à nier absolument le rôle des punaises, d'autant plus que toutes les mesures prises contre les poux les atteignent également, et qu'on ne peut guère conclure ainsi de leur efficacité à la transmission par les poux seuls.

Les puces, par contre, ne semblent pas capables de transporter le contage, car vu leur grande mobilité elles le transporteraient de maison en maison.

En Serbie on était frappé de l'absence presque complète de typhus chez les civils qui n'avaient aucun contact avec les malades, quoique vivant dans des maisons très voisines des hôpitaux.

Une question d'un certain intérêt se pose encore : *Le virus du typhus exanthématique peut-il vivre un temps prolongé dans le milieu extérieur en saprophyte sans virulence pour l'homme, et ne devenir virulent qu'après nouveau passage par le corps du pou ?*

Il est entendu que le virus est toujours en pratique inoculé à l'homme par la vermine, mais l'insecte peut-il s'infecter ailleurs que sur l'homme vivant ? Ou bien le virus peut-il circuler inoffensif dans le sang de l'homme, ou vivre sous sa peau et devenir pathogène quand il aura l'occasion de passer par le corps d'un pou ?

Cette question s'impose, car il est avéré que récemment, en Allemagne et en Autriche, des médecins ont été infectés du typhus malgré qu'ils avaient pris toutes les mesures protectrices contre les poux à l'hôpital, n'abordant les malades qu'avec gants de caoutchouc, blouse fermée, bottes. Ces médecins auraient-ils amassé ainsi à la surface de leur corps du virus invisible qui, hors de l'hôpital, dans un milieu où l'on ne prend plus des précautions aussi soigneuses contre la vermine, aurait rencontré alors le pou qui l'aurait absorbé et rendu infectant ?

En admettant que la transmission directe du contage d'homme à pou et de pou à homme est la seule possible, outre l'inoculation, il est nécessaire pour que la maladie ne disparaisse pas et qu'une nouvelle épidémie puisse renaître, qu'il y ait continuellement au moins un cas de typhus par mois et sans aucune interruption. On peut en effet estimer à 25 jours le temps maximum qui peut s'écouler entre deux typhus, depuis le repas infectant le pou, jusqu'au début de la fièvre, en additionnant la durée de l'incubation chez l'insecte, puis celle chez l'homme.

Si donc on arrive à démontrer qu'un seul cas

de typhus ait pu se produire dans un endroit où aucun autre cas n'avait existé depuis un mois, et qu'on puisse exclure la possibilité du transport de poux venant d'une région infectée pendant cette période, on sera obligé d'admettre l'existence saprophytique du virus dans le milieu extérieur, et cela surtout si on peut éliminer l'hypothèse du passage du virus par un animal domestique en contact avec le malade.

Je n'ai trouvé aucun fait semblable, ni dans la pratique, ni dans la littérature ; au contraire, le cas de typhus survenu à Hambourg chez un fourreur une année après la disparition totale de la maladie de la ville, et signalé par Curschmann, s'explique par le fait que cet homme avait reçu dix jours auparavant d'une région infectée de Russie un lot de fourrures où des poux avaient très bien pu se cacher.

La rareté de ces observations de transport du virus à grandes distances par des objets s'explique par le fait que le pou meurt quand il est resté cinq jours sans se nourrir de sang.

D'autre part, plusieurs médecins serbes m'ont certifié qu'il n'y avait plus eu un seul cas de typhus endémique en Serbie depuis 1913, lorsque l'épidémie recommença en 1915. Il est vrai que dans un pays où les médecins sont aussi peu nombreux, il est très possible que des cas échappent au contrôle sanitaire, ou que le contage ait été introduit de Bosnie par les prisonniers.

S'il était démontré que le virus de l'exanthématique puisse vivre dans le milieu extérieur, sur les morts de cette maladie par exemple, on pourrait très bien expliquer l'origine de l'épidémie serbe par la malheureuse habitude existant partout en Orient, d'aller manger en famille sur les tombes des parents, même quand ceux-ci ont été enterrés à fleur de terre et répandent des odeurs infectes.

Mais dans l'état actuel de nos connaissances, il paraît plus probable que le virus exanthématique ne peut pas vivre dans le milieu extérieur. La question est encore à résoudre.

Griesinger et même en 1875 Jaccoud admettaient encore la possibilité de génération spontanée du typhus, surtout quand il éclate sur un navire.

Dans une brochure toute récente, Monsieur le médecin principal Larrieu [1] affirme énergiquement la fréquence de la propagation du typhus sans l'intermédiaire des poux. Etant donnée l'autorité de l'auteur, je crois utile de reprendre l'une après l'autre ses thèses et d'y répondre.

« Il est inadmissible et en contradiction avec des faits d'observation journalière que après épouillement préalable le malade atteint de typhus ne soit plus dangereux pour son entourage. »

Ces faits d'observation n'ont de valeur que si

[1] Larrieu. Notes sur l'étiologie et la prophylaxie du typhus exanthématique. Paris, 1915.

l'épouillage est parfait, or nous savons par expérience personnelle combien les causes d'insuccès sont nombreuses. Il est impossible, comme nous le verrons plus loin, d'obtenir un épouillage parfait par les poudres ou liquides dits insecticides.

Voici des faits d'observation démontrant que le malade atteint de typhus n'est plus dangereux après l'épouillage :

Etant épouillé, j'ai voyagé pendant les quatre premiers jours de mon typhus avec mon ami le Dr G., partageant sa cabine, assis à côté de lui en wagon. J'ai passé toutes mes journées pendant cette période sur le pont du bateau et à table en compagnie d'aimables Saloniciens ; à Rome, au lazaret, j'ai été soigné par deux excellents infirmiers qui m'ont même porté dans leurs bras dans la voiture d'ambulance pour m'éviter les secousses du transport, qui ont été en contact continuel avec moi sans porter ni gants ni masque et se lavant les mains assez rarement. J'ai revu toutes ces personnes, aucune n'a été contaminée et pourtant j'ai dit plus haut la réceptivité universelle pour le typhus à ce moment où l'épidémie était encore très forte en Serbie.

Dans les camps de prisonniers russes en Allemagne, l'épidémie fut arrêtée net dix jours après l'épouillage systématique, malgré les très mauvaises conditions hygiéniques et pourtant les médecins allemands qui publient ces faits ne sont pas suspects d'altérer la vérité par respect pour le Français Nicolle. La disparition enfin du typhus à Tunis, où il régnait endémiquement, a concordé avec l'établissement par Nicolle et Conseil de l'épouillage systématique.

Pendant l'épidémie serbe j'ai visité une douzaine d'hôpitaux. Le seul où je n'ai vu aucun cas de typhus est le seul aussi où je n'ai pas vu de poux. C'est celui de la mission anglaise à Uskub.

« Le malade est contagieux tant que dure la desquamation. »

Pour moi, les squames épidermiques ne peuvent pas transmettre le typhus à moins de passer par le corps d'un pou qui pourra peut-être rendre virulent l'agent qu'elles pourraient contenir (??).

Une semaine après la chute fébrile, ayant quitté l'hôpital, je portais des squames caractéristiques et pourtant je repris la vie de famille sans infecter mon entourage. Dans mon hôpital de Pirot, dès que j'eus institué l'usage systématique de maillots humides je ne vis presque plus de desquamation et pourtant mon personnel continua à s'infecter.

« C'est aux pellicules de desquamation qu'ils retiennent et non aux poux qu'ils peuvent renfermer que les linges, vêtements et couvertures des typhiques doivent de conserver si longtemps leur pouvoir contagieux. »

Les nombreux exemples de contagion du personnel chargé de lessiver le linge des malades me paraissent bien expliqués par la présence de poux ou de feces de poux infectés sur ce linge. Larrieu paraît ignorer le rôle signalé par Nicolle que peuvent jouer ces feces.

J'ai vu moi-même des cas semblables pour le typhus et la récurrente à Vrania et à Pirot et il n'a pas été difficile de constater que le linge en question contenait des poux et était souillé des petites taches noires que font les crottes de poux.

Quant au fait que le pouvoir contagieux des objets infectés se conserverait longtemps, je ne saurais l'affirmer comme Larrieu. La question n'est pas résolue, il est vrai, mais aucun fait précis n'a pu être avancé dans ce sens depuis que l'attention a été attirée sur cette question. Il est difficile, en effet, d'attribuer une valeur absolue à des observations anciennes, imprécises, quand on sait combien un cas fruste de typhus dans l'équipage d'un vaisseau, par exemple, peut passer facilement inaperçu et être pris pour une grippe. Si ces faits ont pu se produire autrefois, ils doivent se reproduire en masse cette année où il y a en Europe des milliers de cas d'exanthématique. Et pourtant l'impression qui se dégage du spectacle actuel c'est la localisation de l'épidémie dans certains pays et son peu de tendance à se propager chez nous. La Suisse, par exemple, continue à rester en relations avec l'Autriche infectée, des milliers d'objets passent d'un pays dans l'autre, aucun n'a propagé le contage. Dans les pays infectés où la contagion d'homme à homme est si rapide, l'infection médiate des populations civiles par les objets reste aussi rare, qu'est rare la pédiculisation par la poste.

Quant à la biologie des poux, nous verrons en l'étudiant dans un chapitre spécial que nos observations ne concordent pas toujours avec celles de Larrieu.

Quelle est la nature du virus du typhus exanthématique ?

L'agent pathogène du typhus n'est pas une bac-

térie. L'examen direct du sang au microscope ou à l'ultramicroscope, les essais de culture sont toujours négatifs dans le typhus non compliqué. Toutes les bactéries qu'on a pu y découvrir dans le sang ne sont dues qu'à des septico-pyémies secondaires. Quant au pharynx, il y est souvent couvert d'un enduit tel qu'on peut y trouver tous les bacilles que l'on voudra ; ils y vivent en saprophytes comme sur un bouillon de culture.

Michaud, en 1913, a fait plusieurs autopsies stériles avec ensemencement de sang, rate, poumon, bile, qui n'ont donné aucune culture positive [1].

Cet agent circule dans le sang [2], puisque l'inoculation transmet la maladie ; il n'est pas lié aux globules rouges puisque le sérum non filtré, préparé par défibrination et centrifugation, est virulent. Il n'est pas libre dans le sérum, puisque le sérum préparé par centrifugation filtré sur bougie de Berkefeld n'a jamais ni infecté ni immunisé. Il est donc lié aux globules blancs ou aux plaquettes.

Cette hypothèse est encore appuyée par le fait que le sérum préparé par coagulation simple est rarement virulent.

Dans un cas cependant, le sérum d'un malade préparé par coagulation, puis filtré, a immunisé un singe.

---

[1] *Beiträge zur Kriegsheilkunde*, Berlin, 1914.

[2] Nicolle et Conseil (loc. cit.), 1911 et 1912.

Nicolle et Conseil ont démontré l'inocuité du sérum préparé par coagulation, puis centrifugé en s'en injectant impunément. *Les globules blancs même lavés sont très virulents.*

Nicolle en conclut que *probablement l'agent du typhus est un virus filtrant, fixé aux leucocytes.*

Le fait qu'il subit un stade évolutif dans le corps du pou porte à la classer parmi les *protozoaires.* Il est détruit par la chaleur vers 50°.

En tenant compte de ces découvertes, on en vient à croire que les granulations colorées en carmin par le liquide de Giemsa et que Prowazek a décrit dans la périphérie du protoplasme des leucocytes polynucléaires des typhiques pourraient bien être l'agent pathogène en question ou mieux, la forme évolutive la plus visible que prendrait ce protozoaire, puisque ces granulations ne sont pas toujours apparentes.

Les flagellés trouvés par Thoinot et Calmette [1] dans le sang de la rate de cinq cas d'exanthématique n'ont pas été retrouvés par d'autres.

PRÉDISPOSITION INDIVIDUELLE

Il est peu d'infections pour lesquelles l'organisme humain soit aussi universellement réceptif. Dans une épidémie même grave de scarlatine

---

[1] *Annales de l'Institut Pasteur*, 1892.

ou de diphtérie, ceux qui tombent malades sont l'exception ; dans une épidémie de typhus, on voit des familles entières y succomber. On peut même dire qu'en Serbie, rares ont été dans quelques villes, ceux qui ont été exposés au contage et qui ne soient pas devenus malades. C'est ce qui explique en partie le début foudroyant de certaines épidémies, surtout dans les armées des pays où le typhus est d'ordinaire inconnu.

On peut avoir le typhus à tout âge, même dans la première enfance. Le pronostic s'aggrave avec les années, mais la prédisposition ne varie guère. *Les femmes sont aussi atteintes que les hommes* quand elles sont placées dans les mêmes conditions.

Il y a cependant certains individus qui sont plus facilement piqués par les poux que d'autres, toute question d'hygiène mise à part. Ils risquent donc d'être infectés plus facilement.

CHAPITRE IX

TRAITEMENT

Comme il arrive malheureusement souvent en thérapeutique, les découvertes de laboratoire faites sur le singe ne se sont pas vérifiées sur l'homme.

Le sérum de convalescent qui a des propriétés préventives et curatives pour le singe n'en a aucune sur l'homme.

Nous ne possédons aucun traitement spécifique efficace contre cette infection si grave. Mais comme il s'agit d'une maladie cyclique qui aboutit infailliblement à la guérison au bout de deux semaines, à moins de complications et si le malade n'est pas mort avant, il est inutile de chercher artificiellement à raccourcir sa durée. Le rôle du médecin consistera donc à prévenir les complications si fréquentes et si dangereuses, et à lutter contre les symptômes menaçant la vie du malade, tout en laissant faire la nature, là où elle fait bien.

Symptômes cardiaques : Ce sont les plus graves et ceux contre lesquels on devra lutter avec le plus d'énergie. Dès le début, on maintiendra une vessie de glace sur le cœur, et le jour où le pouls commence à devenir hypotendu, on donnera de la digitale sous forme d'infusion de feuilles ou de digitaline, ou bien de la teinture de strophantus à doses modérées, matin et soir. A partir du huitième jour, même avant si le cœur faiblit, un infirmier surveillera le pouls jour et nuit toutes les heures, car la syncope peut survenir d'un moment à l'autre sans signes prémonitoires. Dès que le pouls a l'air de fondre sous la main et devient incomptable, ce qui arrive en général le douzième jour, l'infirmier fera aussitôt une injection sous-cutanée de 10 cc. d'huile éthéro-camphrée et ensuite seulement appellera le médecin. Ces injections très douloureuses n'affectent pas le malade qui est en général comateux et ne s'en aperçoit pas.

On préparera de suite une solution d'eau physiologique avec quelques gouttes d'adrénaline et si le pouls n'est pas revenu on en injectera 200 à 500 cc. dans une veine et on répétera en même temps l'injection de 10 cc. d'huile éthéro-camphrée. Il ne faut pas craindre les hautes doses, car l'accident est en général passager. La caféine ne donne pas les mêmes résultats que l'huile éthéro-camphrée. Les injections de rhum sous la peau réussissent assez bien aussi.

S'il le faut, on fera du massage vibratoire prolongé du cœur en y mettant toutes ses forces comme lors d'un accident de narcose, ou l'application d'un fer à repasser chaud sur la poitrine (marteau de Mayor). Au bout d'une heure ou deux, parfois après plusieurs heures, le pouls redevient souvent bon alors que tout paraissait perdu, même quelquefois quand le pouls est aboli, que les cornées sont insensibles et que les pupilles contractées ont l'air de se relâcher comme pour annoncer la mort.

Il ne faut donc rien négliger, car il y a peu de situations en médecine interne où le zèle thérapeutique paraisse si bien récompensé.

Si l'état syncopal est moins prononcé ou survient graduellement, ce qui était le cas dans la plupart des épidémies décrites jusqu'ici, on se contentera de doses plus faibles d'huile éthéro-camphrées répétées souvent, car alors cet état risque aussi de durer plus longtemps.

L'usage de l'adrénaline en dehors des syncopes est inutile, car elle paraît très peu influencer la tension sanguine.

Quand le malade sort de son état syncopal, il s'endort en général, la fièvre commence à baisser, le pouls devient rapidement meilleur sans qu'on ait besoin de continuer l'usage de toniques cardiaques.

Pendant plusieurs jours cependant on évitera au malade tout effort et tout excès alimentaire.

En faisant pratiquer cette surveillance régulière du pouls par des infirmiers dressés spécialement et les injections massives d'huile camphrée en cas de syncope, j'ai réussi à faire tomber la mortalité à 17 % sur 43 cas, à un moment où dans l'hôpital voisin, où je n'avais pas encore pu dresser le personnel à juger du pouls, elle était de plus de 50 %.

Dans les formes adynamiques on donnera de l'alcool, du champagne et de la strychnine. De même à tous les alcooliques.

La fièvre: Ce n'est pas la fièvre qui tue les malades en général, car d'autres maladies comme la récurrente montrent bien qu'on peut rester longtemps à 40° sans en souffrir trop. On proscrira donc sévèrement tous les antithermiques, y compris le pyramidon et l'aspirine qui, cette dernière surtout, influent très défavorablement l'évolution et le pronostic. J'ai pu m'en rendre compte en Serbie où certains confrères s'en servaient comme unique traitement. On avait l'impression d'une augmentation progressive de l'intoxication générale après chaque chute fébrile, légère pourtant, due à des doses même modestes d'aspirine.

J'attribue en partie à cet usage néfaste des antithermiques l'énorme mortalité relative des médecins en Serbie.

Le typhus étant par excellence la maladie où le cœur doit être ménagé, je n'ai jamais voulu y donner d'antithermiques sauf aux malades qui se maintenaient vers le 41° malgré les maillots et risquaient de mourir d'hyperthermie. Dans ces cas-là on doit avoir recours aux petites doses souvent répétées de pyramidon ou de cryogénine.

L'hydrothérapie par contre doit être pratiquée dans tous les cas ; mais contrairement à la fièvre typhoïde et surtout dès le neuvième jour, les bains même tièdes progressivement refroidis sont peu recommandables, ils risquent trop de provoquer une syncope. Les maillots humides complets et tièdes sont par contre d'une très grande utilité. Si possible on doit en faire continuellement. Le mieux est d'avoir deux lits par malade ; on prépare ainsi le maillot sur le lit vide et on y transporte le patient délicatement. Cette méthode réussit mieux que les bains et en même temps elle permet de vérifier et changer souvent la literie pour éviter les poux.

La vessie de glace sur la tête et le cœur sont recommandables.

Les bains de soleil sur les jambes du malade pendant qu'il a le torse dans un maillot ont certainement une action antithermique, mais elle est suivie souvent d'une réaction qui rend leur action problématique. Fait curieux, répétés, ils provoquent la disparition de l'exanthème sur la peau ensoleillée.

La ventilation est utile certainement, mais l'établissement systématique de courants d'air dans une salle où beaucoup ont des bronchites ou des pneumonies me paraît peu avantageux.

Les malades du typhus exanthématique doivent boire abondamment, surtout s'ils sont comateux et ne réclament rien. Si l'urine se fait rare sans néphrite, on augmentera encore les liquides. En cas d'anurie on fera des transfusions abondantes, répétées, d'eau salée sous la peau. Il va bien sans dire qu'on donnera les boissons lentement et prudemment pour éviter la production de pneumonies par déglutition.

Comme régime, tant que le malade pourra manger on le nourrira de mets légers. Le tube digestif n'étant pas lésé ici comme dans la fièvre typhoïde il est inutile d'observer la diète liquide si le sensorium n'est pas trop atteint.

La respiration buccale desséchant la bouche et la gorge est la grande cause, à mon avis, de toutes les complications laryngées, parotidiques et même pulmonaires.

Dès le début on veillera à maintenir perméable la voie naso-pharyngée en nettoyant chaque jour les fosses nasales avec un tampon imbibé d'eau physiologique, puis en y insufflant deux fois par jour un peu d'huile ou de poudre mentholées. On maintiendra la bouche fermée en soutenant la mâchoire par un mouchoir. S'il le faut on insufflera plusieurs fois par jour de l'air dans les fosses nasales au moyen d'une poire pour les maintenir perméables.

La bouche devra être lavée au chlorate de potasse ou à l'eau oxygénée diluée deux fois par jour. On ne permettra pas la formation d'un enduit brun sur les dents, la langue, le pharynx, mais on les nettoyera à l'aide d'un tampon humide monté sur un morceau de bois.

En prenant ces précautions on évitera presque sûrement des complications souvent mortelles.

Si la parotidite se produit tout de même, on l'incisera largement dès qu'on percevra la moindre fluctuation, car elle devient rapidement nécrotique et cause de septicopyémie.

Dans un lazaret de campagne, ou dans un camp de prisonniers, si on doit soigner des malades d'exanthématique tout habillés faute de lits et de couvertures, on prendra soin de leur faire enlever leurs chaussures et tout ce qui peut gêner la circulation des membres pour éviter les complications gangreneuses.

La *ponction lombaire* enfin rendra des services dans les cas où l'état comateux se prolonge. On observera alors toujours une forte hypertension du liquide céphalorachidien qui est cependant clair, contient rarement quelques flocons, et donne une réaction de Nonne négative. On ne laissera le liquide s'écouler que très lentement. En général, après la ponction lombaire, le malade se réveille à moitié et au bout de quelques heures sa surdité diminue. L'urotropine qu'on a recommandée récemment en Allemagne m'a paru sans action sur l'évolution du typhus, il en est de même de l'arsénobenzol et du salvarsan.

CHAPITRE X

PROPHYLAXIE DU TYPHUS EXANTHÉMATIQUE

La base même de la lutte contre le typhus doit être la destruction des poux d'abord chez les malades, puis dans les populations menacées d'épidémie.

LES POUX

ZOOLOGIE ET BIOLOGIE

Dans toutes les guerres, les soldats empêchés par les circonstances d'observer une hygiène du vêtement suffisante, se plaignent d'être infestés de vermine.

Comme il est démontré que le pou est l'agent propagateur du typhus exanthématique et de la fièvre récurrente, il importe d'apprendre à connaître cet insecte, son genre de vie, pour le combattre efficacement.

Les poux sont des insectes hémiptères qui ont

perdu leurs ailes par suite de leur adaptation à la vie parasitaire. Outre les espèces parasites sur les animaux domestiques et qui peuvent s'attaquer accidentellement à l'homme, il y en a trois espèces qui sont parasites de l'homme :

Le pou de tête, trop connu pour que je le décrive.

Le pou de corps, qui est de beaucoup le plus responsable des épidémies de typhus exanthématique.

Le pou du pubis, qui se reconnaît à son corps en forme d'écusson et ses griffes puissantes. Il vit sur la peau du pubis, des aisselles et parfois sur les paupières. Comme le pou de tête il dépose toujours ses œufs sur les poils où ils restent fixés.

Le *pou de vêtements* rappelle absolument par sa forme le pou de tête, cependant il peut atteindre de plus grandes dimensions, on en voit souvent de 4 ^{mm}. de longueur. Tandis que le pou de tête adapte la couleur de son corps à celle de la chevelure où il vit, le pou de corps est transparent, du moins dans son jeune âge. Quand il est gorgé de sang, son tube digestif transparaît en une tache noire au milieu du corps. Les gros poux ont le corps couvert de poils et une couleur gris sale.

Leurs trois paires de pattes se terminent par des crochets très commodes pour grimper en s'accrochant aux fils des vêtements, mais très peu adaptés à la marche sur une surface lisse. La tête est munie de gros yeux à facettes, de courtes antennes et d'un appareil buccal en forme de suçoir dont ils piquent la peau.

Tout le corps des poux est couvert d'une carapace dure qui résiste très bien à la pression et qui, écrasée entre les ongles, éclate avec un petit bruit caractéristique, qui est une des distractions les plus goûtées des Orientaux et de certains soldats. Les poux de vêtements déposent leurs œufs dans les plis de l'étoffe, jamais sur les poils de l'homme. Ces œufs, très semblables aux lentes de la chevelure, sont ovalaires, surmontés d'un opercule qui s'ouvre à la maturité pour laisser sortir la larve.

Le premier jour, la lente a un contenu homogène qui, le second jour, se groupe en cellules rondes ; le troisième jour la masse vivante se détache des parois ; le quatrième, on reconnaît les ébauches des membres avec en général une ou deux bulles d'air qui bougent lors des mouvements de l'embryon. Le sixième jour, sort de l'œuf un insecte semblable à l'insecte adulte, long de $0{,}7^{mm}$ environ, transparent, donc presque invisible, et qui est immédiatement capable de piquer.

Dans de bonnes conditions, à la température du corps, on voit des lentes éclore le quatrième jour. Au bout de 15 jours, toutes les lentes sont ou écloses ou mortes si les conditions sont défavorables.

Il est difficile d'élever des lentes *in vitro.*

Souvent les poux créent dans les plis des vêtements des nids au moyen de fils qu'ils arrachent aux tissus et qui forment avec les lentes des amas floconneux. C'est dans les tissus de laine qu'ils trouvent les meilleures conditions pour nicher, mais ils pondent aussi très souvent dans les plis du linge de corps et le chanvre des paillasses.

Les poux des vêtements de l'homme sont incapables de se nourrir d'autre chose que de sang d'homme, ils se multiplient rarement sur des animaux, et s'ils doivent rester plus de deux à cinq jours sans manger, ils succombent. Si le pou de tête se nourrit surtout de sérosités et de detritus épithéliaux, c'est une erreur de croire comme Larrieu (loc. cit.) qu'il en est de même du pou de vêtement. Celui-ci se nourrit bel et bien de sang.

Si un local est infesté de poux, il suffit de le laisser absolument inhabité deux à trois semaines pour que tous disparaissent. Il est donc inutile de brûler les baraques ayant abrité des malades du typhus exanthématique, pour en détruire la vermine.

Le pou vit dans les vêtements et il ne reste sur la peau que pendant ses repas. Il est très vorace. Si on examine au microscope un pou après son repas, on voit son tube digestif gorgé de sang rouge sombre puis noir, en forme de sac prolongé en avant par deux cornes et en arrière par un intestin court. La nourriture étant abondante, le pou se contente de la digérer superficiellement, quitte à en absorber beaucoup. Il excrète ainsi une grande quantité de matières fécales, sous forme de points noirs. Ce fait a son importance pour nous, puisque ces matières pénétrant dans une érosion de grattage peuvent inoculer le typhus aussi bien que la piqûre.

Le pou de vêtement est doué d'une puissance de multiplication formidable. La femelle pond 70 à 80 lentes à la fois et l'embryon atteint déjà l'âge de se reproduire au bout de 17 jours environ, si bien qu'un en mois un seul couple peut donner naissance à plus de mille descendants. C'est ce qu'on observe surtout chez des malades trop abattus pour se défendre. J'ai vu moi-même des vêtements de prisonniers de guerre amenés du front entassés dans une cour, se couvrir au bout de quelques minutes de nappes d'insectes sortant du tas, au point que la surface changea de couleur, si bien qu'un confrère prit à une distance de quelques mètres ces uniformes autrichiens gris bleu pour des uniformes serbes, couleur café au lait.

La piqûre du pou pour beaucoup de gens n'est pas douloureuse, elle provoque une démangeaison modérée, dont on ne souffre guère que si elle empêche le sommeil, ce qui explique qu'on voit si souvent des soldats, même des gens cultivés, nier qu'ils soient atteints de pédiculose, alors qu'ils hébergent des centaines d'hôtes. Les poux vivant dans les parties des vêtements où il y a le plus de plis, la ceinture et le col, ce sont ces régions-là qui portent le plus de traces de grattage aussi, révélant de suite la cause du prurit. Un homme qui porte une chemise très simple, sans fronces ni replis, une chemise kimono par exemple, aura beaucoup moins de chances de voir les poux se multiplier sur lui. Si cette chemise est en tissu de soie serrée les chances seront moindres encore, car le pou ne pond pas dans la soie et il y grimpe difficilement, de même que sur le caoutchouc et les tissus imperméables lisses.

La respiration du pou se fait par deux trachées latérales et une série de petites trachées secondaires se ramifiant dans tout l'organisme. Les trachées communiquent avec l'extérieur par des ouvertures placées à chaque segment du corps. L'orientation du pou se fait à l'aide de ses yeux et de ses antennes, siège du sens olfactif.

En plein jour et à basse température le pou reste immobile ou bouge très peu. Il paraît ébloui par la lumière. De nuit, au contraire, il est très remuant. Pour étudier son genre de vie il faut donc l'observer avec le minimum de lumière et dans une chambre chauffée.

On a écrit souvent que le pou est un être dégénéré par la vie parasitaire, incapable de se diriger lui-même vers sa proie. Cette affirmation est basée sur des observations faites dans des conditions mauvaises. En réalité le pou de corps, comme je l'ai déjà dit, se déplace lentement sur une surface plane, mais il grimpe très rapidement le long d'une couverture et passe sans peine d'un lit à l'autre, car il n'aime pas rester sur un homme qui a une fièvre très élevée.

Il est capable de s'orienter grâce surtout à un sens olfactif peu perfectionné, mais utile. Les essences végétales, eucalyptus, canelle, le pétrole, le vinaigre lui sont désagréables et le font dévier de sa route. La naphtaline ne paraît pas l'incommoder, il s'y vautre comme dans une poudre inerte. L'odeur ammoniacale, au contraire, lui est désagréable. C'est ce qui explique que la cavalerie avec son parfum d'écurie en est moins infestée que l'infanterie. Dans la guerre russo-turque, on fut même frappé du peu de victimes que donna cette arme au typhus. Est-ce l'odorat ou un simple thermotaxisme qui pousse le pou à se rapprocher du corps d'un homme si celui-ci est près de lui ? Pour moi je ne crois pas qu'un pou se laissera mourir de faim à deux mètres d'un homme endormi sans se rendre compte de sa proximité comme on l'affirme souvent. Voici un fait que j'ai observé : Un lot d'uniformes infestés avaient été déposés malgré ma défense dans un corridor de mon hôpital. On voyait les poux grouiller à leur surface sans s'en écarter. Je fis fermer les volets et enlever les lumières. Au bout d'un quart d'heure d'obscurité un vrai fleuve de poux se dirigeait directement vers la porte de la salle voisine. Etaient-ils attirés par l'odeur humaine ou par la chaleur du poêle, je l'ignore.

Cependant le pou est incapable de marcher à de grandes distances, il meurt de faim avant d'avoir parcouru 100 mètres. Pour descendre il se laisse souvent tomber.

Les poux se répandent surtout par les vêtements, les couvertures et le voisinage immédiat d'individus qui en hébergent. Il est absolument insuffisant de secouer un vêtement plein de poux pour l'en débarrasser. Ils se tiennent solidement accrochés au tissus par leurs griffes, les jeunes surtout. En matière militaire on attache une trop grande importance à la propagation des poux par la paille. En fait, les paillasses couvertes de tissus à mailles peu serrées en hébergent beaucoup, mais la paille elle-même n'est pas favorable à leur multiplication. Les poux sont incapables de grimper le long d'un brin de paille pour aller piquer un homme ou d'y rester accrochés quand on les secoue, à moins que cette paille ne soit très sale et qu'elle ait perdu le brillant de sa surface. En outre et surtout les poux ne pondent pas d'œufs dans la paille. Si donc des hommes couverts de vermine ont couché sur de la paille, il pourra y tomber des poux, mais ceux-ci ne s'y multiplient pas et mourront de faim. Quand on prend la précaution d'étendre la paille à l'air deux jours, après l'avoir bien secouée, il est très possible de s'en servir de nouveau sans crainte. Cette constatation est d'une grande importance en temps de guerre où la paille est précieuse.

Dans les tranchées, la paille peut aider à propager les poux, cependant, parce qu'on y est dans l'impossibilité matérielle de la laisser quelques jours sans y coucher des hommes, donc sans y nourrir des poux.

Résistance des poux et des lentes aux moyens physiques.

Le pou est très résistant à la chaleur. Protégé par sa carapace, caché dans des replis de vêtements de laine, mauvais conducteur de la chaleur, il peut revenir à la vie après séjour de 15 minutes à la chaleur humide à 80° ; je l'ai vu moi-même plusieurs fois. In vitro il est évident qu'il n'y résisterait pas. Les poux adultes meurent beaucoup plus vite que ceux qui sont tout petits, presque invisibles, à peine sortis des lentes. Ces dernières résistent encore plus que les poux. Il est facile de reconnaître qu'elles vivent après une expérience si on y voit bouger au microscope les bulles d'air décrites plus haut. L'ébullition doit durer 10 minutes pour donner des résultats sûrs.

La chaleur sèche paraît détruire plus facilement les lentes, en outre elle gâte moins les fourrures dont presque tous les soldats doublent leur tunique en hiver.

Après 15 minutes à 120° dans un four à air chaud circulant tous les poux sont morts, toutes les lentes sont sèches. On le reconnaît en écrasant la lente entre deux lamelles, au microscope : on ne voit plus alors de protoplasme en sortir, le verre n'en est plus taché.

Pour juger de la mort réelle d'un pou, il faut l'examiner au moins deux heures après l'expérience. On verra alors parfois après une mort apparente, les mouvements péristaltiques, puis ceux des membres recommencer.

Le froid tue difficilement les poux, mais il les paralyse. Dans une atmosphère froide un pou ne passera pas d'un lit à l'autre comme dans une chambre surchauffée, il restera blotti dans les couvertures, et se laissera mourir de faim sur place plutôt que de chercher une victime en s'exposant à une basse température.

C'est ce qui explique ce fait qui semblait mystérieux, que le personnel des hôpitaux est plus rarement infecté de typhus exanthématique si l'on maintient un courant d'air continu dans les salles.

Un moyen commode pour détruire vite les poux c'est le repassage au fer chaud qui joint l'action mécanique à l'action thermique. Mais il faut repasser consciencieusement tous les recoins des vêtements.

La résistance du pou à l'eau est assez grande. On peut en trouver de vivants dans des vêtements trempés un quart d'heure. Les lentes y résistent beaucoup mieux encore. L'huile, par contre, peut, en obturant les orifices des trachées, asphyxier l'insecte. C'est ce qui explique en partie l'efficacité des onctions d'huile camphrée ou de pétrole contre la pédiculose.

Résistance des poux aux agents chimiques.

D'innombrables produits ont été lancés dans le commerce avec l'affirmation qu'ils auraient la propriété de tuer la vermine. Nous passerons en revue ceux qui paraissent les plus efficaces en étudiant leur action expérimentalement et pratiquement. Les spécialités à composition secrète sont en général sans action aucune. Je renonce d'emblée à rapporter les expériences où l'insecte est enfermé dans un tube de verre avec la substance à étudier. Elles n'ont de valeur que lorsqu'elles sont négatives. Ainsi j'ai pu constater qu'un pou plongé dans la poudre de naphtaline, de pyrèthre, de camphre ou de tricrésol à 3 % dans la magnésie telle que l'ont recommandée Nathan et Herxheimer, survit au moins une heure, ce qui fait penser que ces substances, si elles agissent en petites quantités sur les vêtements ou la peau, n'agissent pas en tuant la vermine.

Le fait qu'une essence volatile tue les poux dans une éprouvette où les vapeurs peuvent être très concentrées n'indique pas que cette substance aura une valeur pratique.

J'ai institué mes expériences de la façon suivante : Sur une planche placée près d'un poêle chauffé j'ai décrit un cercle avec une substance collante, de la glu ou de la mélasse, sachant que les poux ne traverseront pas cette barrière. J'ai étendu la substance à étudier sur la planche dans la proportion où elle paraît être utilisable sur la peau de l'homme. Puis je l'ai recouverte d'un morceau de toile, j'ai placé les poux dessus et je les ai recouverts d'un nouveau morceau d'étoffe. L'expérience reproduit ainsi beaucoup mieux les conditions à étudier que celles qui ont été abondamment rapportées par la presse médicale ces derniers temps.

Dans ces conditions : le camphre, la naphtaline, la fleur de soufre, le tricrésol, l'alcool à brûler ne tuent pas les poux.

Le vinaigre fort les tue en deux heures. L'ammoniaque, la benzine, l'essence de canelle, le pétrole les tuent en une demi-heure au moins. L'infusion concentrée de tabac ne tue pas les poux qui n'entrent pas en contact avec le liquide, mais il paraît leur déplaire particulièrement, car dans mon expérience tous les poux, dans leur essai de fuite, se sont englués dans la barrière de mélasse.

Dans la pratique sur l'homme les conditions changent un peu du fait que certaines poudres dégagent au contact de la sueur et de la chaleur humaines des gaz actifs. C'est peut-être le cas de la poudre crésolée. La volatilisation plus ou moins rapide, leur pouvoir de pénétration, jouent un grand rôle en pratique.

Le soufre sublimé saupoudré à la surface du corps dégage de l'hydrogène sulfuré, surtout après les fortes marches et ce gaz chasse en partie les poux, cependant il peut aussi provoquer des intoxications avec diarrhées. L'onguent gris présente la même efficacité et les mêmes inconvénients. Les substances qui semblent protéger le mieux l'homme contre la pédiculose des vêtements sont par ordre d'efficacité : la benzine, le pétrole, le vinaigre fort, l'essence de canelle et de térébenthine, la pommade mercurielle, l'infusion de tabac, l'ammoniaque, les vaporisations de sulfure de carbone, la poudre crésolée, l'iodoforme, le soufre sublimé, l'huile d'eucalyptus et l'huile camphrée. Toutes ne sont pas également utilisables et aucune n'est capable de débarrasser complètement de sa vermine un homme très pouilleux ; aucune d'ailleurs ne tue les lentes aux concentrations utilisables.

En Allemagne et en Autriche on dit beaucoup de bien de deux substances nouvelles : le paradichlorbenzol vendu sous le nom de globol qu'on porte sous la chemise en sachets de 2 gr. renouvelés tous les trois jours. Cette substance synthétique serait très peu coûteuse et facile à fabriquer. L'anisol synthétique (methylphényléther) est un liquide qui tuerait les poux sans irriter la peau. Il est préconisé par Fränkel de Vienne [1].

Je n'ai pas eu l'occasion d'expérimenter ces substances.

Comme agents chimiques utilisables pour tuer les poux et lentes, le plus efficace, de beaucoup, est le dioxyde de soufre produit par combustion de soufre ou du sulfure de carbone, ou un dégagement direct d'acide sulfureux liquide. Si on a brûlé 60 gr. de soufre par mètre cube d'air, ce qui donne une atmosphère contenant 4 % de SO_2, et que les vêtements y soient exposés deux heures, on est certain d'avoir détruit tous les poux et toutes les lentes.

Le chlorure de chaux en solution aqueuse à 1 % additionné de sel de cuisine agira aussi très efficacement si on y baigne une minute les vêtements en les agitant continuellement, puis en les rinçant de suite dans l'eau.

La désinfection comme on la pratique d'ordinaire au moyen de vapeurs de formol n'est pas efficace contre les poux.

MESURES CONTRE LE TYPHUS AUX FRONTIÈRES

Dans les pays qui, comme la France et la Suisse, en sont indemnes, il importe avant tout d'empêcher le contage d'y pénétrer par voie de terre ou de mer.

---

[1] Et tout récemment par H. Labbé et Wahl (*Paris Médical* N° 26, 1915). En pratique l'anisol n'a pas donné les résultats qu'on en attendait.

Actuellement les sujets des états balkaniques et de la Turquie, tous ceux qui arrivent de Galicie, de Hongrie, des provinces du sud de l'Autriche, de la Pologne, de Russie, de la Silésie et du nord de l'Afrique doivent être surveillés particulièrement. De même les internés civils sortant des camps de concentration allemands ou austro-hongrois et les soldats blessés, malades ou sanitaires rentrant des camps de prisonniers d'Allemagne ou d'Autriche.

On établira dans les ports de mer et les gares frontières du côté des zones contaminées des postes sanitaires permettant le triage rapide des voyageurs.

On les fera tous descendre dans des salles d'attente spacieuses où un fonctionnaire leur enjoindra à chacun de déclarer sous peine de prison s'ils ont été dans les 25 jours précédents dans un endroit contaminé, en contact avec des malades du typhus ou s'ils sont malades eux-mêmes. (La menace d'amende simple n'est pas suffisante pour obliger à se déclarer des gens timorés qui fuient une épidémie). On expliquera clairement à tous que ceux qui s'annoncent ne courrent aucun risque d'être retenus en quarantaine s'ils sont reconnus bien portants et que leurs effets ne seront nullement détériorés ou égarés.

On fera passer alors rapidement devant un médecin habitué à ce travail, d'abord tous ceux qui ne viennent pas des zones infectées. Les autres seront examinés plus sérieusement ensuite, hommes et femmes à part. Tous devront dégrafer leur col ou leur corsage afin qu'on puisse jeter un coup d'œil sur leur dos pour y chercher des traces de grattage symptomatiques et éventuellement les insectes eux-mêmes ou leurs fèces sur le linge. On cherchera en même temps les lentes dans les cheveux vers les oreilles.

En outre, surtout si le médecin est déjà protégé contre le typhus par une infection antérieure, il placera sa main sur la peau du dos du voyageur ou sur sa poitrine, ce qui est le seul moyen rapide de dépister les fébriles et fera mettre le thermomètre aux suspects en se souvenant que vers le troisième ou le quatrième jour du typhus le malade peut être passagèrement afébrile. Sa démarche peu sûre, la rougeur des conjonctives, son air épuisé attireront peut-être l'attention sur lui.

Des femmes médecins et infirmières seront chargées du même examen pour celles de leur sexe. Tous les fébriles seront dirigés sur l'hôpital en observation ; tous les porteurs de poux sur la salle d'épouillage. Les autres seront libérés avec ordre de se présenter pendant une semaine tous les deux jours à un médecin dans l'endroit où ils se rendent. Celui-ci pourra prolonger le temps de surveillance s'il observe des signes suspects, une fatigue continuelle ou une mine abattue.

L'épouillage se fera de préférence dans des **chambres à sulfuration** qu'on improvisera facilement en deux jours au seul moyen de briques ou de simples planches. La forme la plus adéquate sera celle d'un couloir couvert sans fenêtres, mesurant 2 mètres de haut, 2 mètres de large et 5 de profondeur, avec une porte fermant bien à chaque extrémité et un guichet au milieu d'une des parois. Le sol sera cimenté ou asphalté, les murs et le plafond rendus étanches par une tapisserie de papier solide. A quelques centimètres du plafond, des barres de fer transversales munies de crochets se succèderont tous les 40 centimètres. Elles porteront chacune un chiffre visible. Dans une chambre voisine bien éclairée, chauffable et correspondant avec la chambre de sulfuration par un passage couvert de toile, on installera une batterie de douches chaudes et des bancs simples. Les voyageurs s'y déshabilleront, y ouvriront leurs bagages et iront eux-mêmes les uns après les autres suspendre leurs effets en retournant les manches des vestons et des chemises, aux crochets de la chambre de sulfuration pour éviter les risques de contamination du personnel. Les valises ouvertes seront appuyées contre les murs du local de sulfuration avec, à l'intérieur, les objets qu'on ne peut pas suspendre. Comme contrôle chacun recevra du surveillant une plaque de métal portant le numéro de la barre où il a suspendu ses effets.

Cela fait, le voyageur passera sous la douche où il se savonnera abondamment. Ceux qui auront des poux de tête ou du pubis seront tondus complètement, une feuille de papier étant étendue sous leur chaise pour recueillir les poils coupés qu'on brûlera de suite. Quant aux femmes, après leur avoir lavé et savonné la tête, on enduira copieusement leur chevelure de vinaigre chaud si elle est couverte de poux ou de lentes, puis au bout de 10 minutes on la peignera avec un peigne fin et on leur recommandera de refaire la même chose plusieurs jours de suite. Les faux cheveux doivent être brûlés ou trempés dans la benzine, puis le vinaigre, et peignés. Toutes les surfaces velues, tondues ou non, seront enduites d'huile thérébentinée à 20 % ou, en cas de pédiculation intense, d'un mélange à parties égales d'huile et de pétrole, ou mieux moitié baume du Pérou ou Styrax et moitié pétrole. On pourra aussi remplacer ces huiles par de l'eau de vie ordinaire à 50 % contenant 5 % d'anisol. S'il y a des morpions, on enduira le pubis et les aisselles d'onguent gris qu'on enlèvera par un nouveau savonnage au bout de 2 heures.

Après la douche, le voyageur recevra un drap de bain chaud et propre dans lequel il s'enveloppera en attendant ses habits.

Une fois la chambre de sulfuration garnie on en fermera les portes hermétiquement et par le guichet pratiqué en son milieu on introduira un pot de métal contenant 60 à 100 grammes de fleur de soufre ou de soufre en canon concassé arrosé d'alcool à brûler par mètre cube d'air, ce qui fait 1,2 à 2 kg. pour une chambre des dimensions proposées, et qu'on placera sur un tabouret au milieu d'un espace libre, de préférence dans un second récipient plein d'eau chaude pour rendre l'atmosphère humide. Dès qu'on a mis le feu à l'alcool on ferme tout en bouchant même les trous des serrures et on attend une à trois heures, suivant le degré de pédiculisation des vêtements et leur densité. Au bout de ce temps on ouvre largement les deux portes pour produire un courant d'air et une demi-heure après on rend les objets à leurs propriétaires qui peuvent s'habiller de suite et sont libérés. Quant aux gros bagages qui prennent trop de place dans les chambres d'épouillage, on les fait passer après les autres ou si leurs propriétaires préfèrent, on les scelle d'une feuille de papier datée n'autorisant la gare de destination à ne les délivrer qu'au bout de 20 jours. Ainsi les poux vivants auront eu le temps de mourir d'inanition, leurs lentes d'éclore et les nouveaux-nés de mourir à leur tour.

Quant au linge fin, les vapeurs de soufre pouvant y faire des taches noires s'il est souillé de matières organiques, on le fera bouillir 15 minutes dans de l'eau contenant 5 % de carbonate de soude.

Pour les voyageurs aisés qui n'aimeraient pas

être épouillés et douchés avec le vulgaire, on pourra créer des installations spéciales dont on couvrira les frais en leur faisant payer une taxe. Dans ces établissements plus coûteux on fera bouillir tout le linge qu'on sèchera en le repassant, on remplacera les douches par des bains et parfois la chambre à sulfuration par les **fours à air chaud** qui sont très efficaces et qu'on peut improviser en peu de jours ainsi :

On construira un fourneau de briques large d'un mètre et demi et profond d'autant, qu'on recouvrira d'une plaque de fonte ou de tôle ; sur la plaque de tôle on posera quelques briques séparées et au-dessus de ces briques une seconde plaque plus petite et doublée d'argile sur sa face supérieure. Le foyer n'occupant qu'un moitié de la largeur du fourneau, la plaque de tôle formera pour l'autre moitié la paroi supérieure de la cheminée de tirage. Par dessus on construira en brique une chambre de mêmes dimensions haute de 1 m. 60, communiquant avec l'extérieur par un petit orifice permanent à son plafond et par une porte placée du côté opposé au foyer, pour pouvoir travailler sans être gêné par la chaleur.

On remplacera une ou deux briques de la paroi par une plaque de verre épaisse, de façon à voir du dehors un thermomètre qu'on fixera derrière elle dans le four. Afin d'éviter la déperdition de chaleur, il est recommandable de doubler le tout d'une seconde paroi de briques séparée de l'autre par une couche d'air et ouverte non au plafond, mais à sa partie inférieure. L'intérieur de la chambre portera les mêmes barres transversales avec crochets mobiles que la chambre de sulfuration.

On chauffera de façon à obtenir une température continue de 120° dans la chambre bien fermée. Dans ces conditions l'épouillage sera parfait au bout d'une demi-heure même dans des vêtements sales et épais où l'air chaud ne pénètre pas facilement, mais les bactéries ne seront pas toutes tuées. La seule condition du succès est que l'air circule dans la chambre, ce qui s'obtient par la position latérale du foyer. La cheminée attirera lentement par son tirage l'air de la chambre à travers la tôle ou la fonte chauffée et par l'orifice permanent du four on constatera une aspiration de l'air extérieur. C'est l'utilisation pratique d'un phénomène bien connu des hygiénistes dans l'étude des intoxications par le gaz carbonique.

Ces fours à air chaud permettent d'épouiller moins d'objets à la fois que les chambres de sulfuration, mais ils travaillent plus rapidement et sont très utiles quand les vêtements sont mouillés.

Les étuves à vapeur sous pression comme les étuves à vapeur circulante ne sont efficaces que si la température y atteint 90° à 100° et si les vêtements ne sont pas trop serrés. On a plus facilement des insuccès avec elles qu'avec les deux autres méthodes ; en outre les vêtements y sont plus chiffonnés et certains y sont même altérés, ce qui pousse les voyageurs à faire de fausses déclarations pour l'éviter. Enfin les voyageurs n'y pouvant pas introduire eux-mêmes leurs effets, on sera obligé, pour éviter les risques de contamination du personnel, de stupéfier d'abord la vermine en faisant placer les vêtements dans des boîtes métalliques qu'on fermera après y avoir versé 50 gr. de benzine ou d'éther. Au bout d'une demi-heure on maniera ces objets sans danger. (Attention au feu !) Le sol des chambres d'épouillage et la salle de déshabillage doivent être lavés chaque soir à l'eau de soude. Le personnel devra porter un costume de toile cirée qu'il enlèvera pour rentrer chez lui.

LE TYPHUS DANS L'INTÉRIEUR DU PAYS :

Si un cas de typhus exanthématique ou suspect de typhus exanthématique est signalé, la loi dans tous les pays civilisés en exige la déclaration immédiate aux autorités. Le malade sera aussitôt envoyé à l'hôpital ou au lazaret.

S'il habitait une maison ouvrière, une ferme, un asile de nuit, une hôtellerie populaire, une caserne, une prison, on procédera immédiatement à l'épouillage de tous les habitants par traitement à l'air chaud ou sulfuration des vêtements et de la literie, douches et savonnage et on brûlera du soufre à la dose de 40 gr. par mètre cube d'air dans toutes les pièces dont le plancher sera lavé à l'eau de soude et qu'on laissera fermées. Dans les pièces vastes la sulfuration agit moins bien, c'est pourquoi on épouillera les vêtements dans une chambre de petites dimensions en employant toujours la quantité de soufre indiquée plus haut. Le sulfure de carbone, le salforkose, remplacent bien le soufre, de même l'introduction d'acide sulfureux liquide en bombes dont il faut dégager 100 gr. par mètre cube d'air, mais c'est coûteux. La désinfection à la formaline n'atteint pas le but poursuivi. La combustion de sulfure de carbone mélangé au soufre a l'avantage d'élever la température de la chambre à 100° parfois. On prendra garde alors aux flammes qui peuvent atteindre un mètre de hauteur.

On interdira la fréquentation des écoles à tous les enfants qui, faisant facilement des formes frustes de typhus, peuvent être véhicules de l'épidémie. Ils ne retourneront en classe que 20 jours après le départ ou la guérison du malade. On leur tondra à tous les cheveux. S'il y a dans la maison des ouvrières atteintes de poux de tête on leur interdira la fréquentation de l'atelier jusqu'à épouillage complet. Les habitants de la maison devront se présenter tous les 2 jours à la visite médicale pendant 15 jours. S'il s'agit d'une maison aisée, celle d'un médecin par exemple, contaminé en soignant des malades, on pourra être moins sévère et même isoler le patient à domicile.

Les chiens, les moutons seront tondus, enduits de pétrole, les chats de même, et enfermés. Les niches à chiens seront aussi exposées aux vapeurs de soufre, ainsi que les cabanes à lapins ou à cobayes, s'il y en a et si le malade s'en occupait.

S'il s'agit d'une auberge, d'un hôtel populaire ou d'un asile de nuit, sans installation d'épouillage, on les fermera 15 jours pour que, si un second habitant y tombait malade, des poux amenés par un nouveau voyageur ne puissent pas propager le mal.

Si l'épidémie prend des proportions graves, tant que l'épouillage n'est pas fait partout, on pourra interdir aux habitants des quartiers contaminés d'en sortir, à moins d'avoir été épouillés et de s'engager à n'y rentrer qu'après l'épidémie et à rester en observation. On créera des lazarets avec beaucoup de fenêtres où on évacuera de suite les malades. On épouillera les maisons contaminées à l'aide du soufre, jamais à l'aide de la formaline, maison après maison, en allant de la périphérie au centre du quartier, pendant que leurs habitants passeront à la station d'épouillage qu'on aura improvisée de suite dans le quartier même, avec plusieurs chambres de sulfuration en séries et des douches. Ces lavages de la peau sont indispensables, non à cause des poux qui sont restés dans le linge, mais à cause de leurs fèces qui peuvent aussi propager le contage.

Si on manque de soufre, on construira des fours à air chaud sur le modèle indiqué plus haut.

A mesure qu'une maison est débarrassée des poux, elle rentre pour 15 jours dans une zone d'observation dont les habitants ne devront entrer en contact ni avec ceux du dehors, ni avec ceux des maisons non encore épouillées.

Dans le reste de la ville on épouillera les vagabonds, les forains et leurs roulottes, auxquels on pourra interdire de circuler, car ils sont souvent les propagateurs du typhus et si l'épidémie menace de se propager, on peut fermer les cafés, les lieux de spectacle et de culte et surtout les maisons publiques. On établira un contrôle sanitaire des partants à la gare du chemin de fer.

Dans les trains on épouillera les wagons le plus souvent possible en temps d'épidémie, surtout là où les banquettes sont rembourrées, et de suite si on signale qu'un cas de typhus y a été transporté. Ici encore on se servira uniquement de la sulfuration à l'exclusion de la formaline.

La pratique populaire qui consiste à faire tomber poux et lentes des vêtements en promenant la flamme d'une bougie le long des coutures, est souvent bien utile, faute de mieux.

DANS LES ARMÉES :

Dans les armées où le danger d'épidémies violentes est plus grand que chez les civils, avant qu'un seul cas soit signalé, on pratiquera et répétera souvent l'épouillage en masse. Il doit être systématique et obligatoire, car si on a recours à des moyens dépendant de la bonne volonté des soldats, ce seront ceux qui en auront le plus besoin qui les négligeront et contamineront les autres.

Quand le corps de troupe est immobilisé, on construira des chambres à sulfuration ou des fours à air chaud comme nous les avons décrits ; avec douches ou lavages. On procédera rapidement et par grandes séries, travaillant même la nuit, s'il le faut, pour éviter que les escouades épouillées n'aient le temps de se réinfecter au contact de ceux qui sont atteints encore de pédiculose et on exigera que tous sans exception y passent. On imposera la taille de cheveux courte et la barbe rasée. En hiver on recommandera de porter les fourrures non pas en doublures cousues à l'uniforme, mais en gilets séparés, plus faciles à tenir propres.

Si la troupe est en mouvement, en pays ennemis surtout, on devra avoir recours à toutes les improvisations possibles : *Utilisation des fours de boulangers* qu'on chauffera à une température élevée et où on mettra les uniformes et le linge. A la température où l'on en sort le pain cuit (70° environ), les poux sont tués, mais pas les lentes. On répétera l'opération plusieurs semaines de suite si possible, en prenant garde de ne pas brûler l'étoffe.

Utilisation des tonneaux : Comme on ne trouve pas du soufre partout, on transformera des tonneaux en fours à air chaud ou en étuves à vapeur circulante. Le tonneau ou une caisse rendue bien étanche par une tapisserie de papier fort, est défoncé à une extrémité. On remplace le fond par un couvercle à bords feutrés d'étoffe pour assurer une bonne fermeture. On y enfonce une série de clous qu'on courbe ou de vis auxquels on suspend les habits à épouiller.

Pour créer un four à air chaud, on percera un trou dans le fond inférieur et on y forcera un tuyau de fer blanc coudé, qui ira coiffer une grosse lampe à alcool à son autre extrémité. Pour empêcher les vêtements de gêner s'ils tombaient et pour que la chaleur pénètre partout, on établira un grillage de bois à quelques centimètres du fond, ou simplement on y placera quelques baïonnettes croisées. On recouvre le tonneau de son couvercle avec les uniformes qui y sont suspendus, et on le charge d'une pierre pesante. La circulation de l'air est entretenue par un petit orifice percé dans le couvercle. Le tonneau sera ainsi placé debout sur une caisse ou sur un mur avec la lampe sur le sol à côté. Si on possède un thermomètre à échelle élevée, on percera un trou dans une douve du tonneau et on l'y fixera à travers un gros bouchon. On cherchera à obtenir une température de 120°, ce qui est aisé si la lampe à alcool est bien coiffée par l'extrémité du tuyau conduisant l'air chaud.

En cas de défaut d'alcool, on transformera de préférence le tonneau en étuve à vapeur circulante en y enroulant à l'intérieur en spirale un tuyau de plomb à canalisation de gaz percé vers son extrémité fermée, de 2 trous de $^1/_2$ millimètre de diamètre et par lequel arrive la vapeur d'une chaudière ordinaire. Le couvercle ici ne sera pas percé, la vapeur ressortira du tonneau par un orifice placé à sa partie inférieure. Elle chauffera l'étuve en montant dans le tuyau, pénétrera parmi les objets à épouiller et ressortira par le bas (Bordas).

En cas de nécessité on pourra aussi bouillir simplement 10 minutes les uniformes dans l'eau ou une solution de soude, les retirer de *l'eau encore bouillante* avec un crochet et les tordre de suite. Bien chauds, ils seront vite secs. Un coup de fer à repasser pourra aider à les sécher plus vite. Si on prend garde de remuer les vêtements de laine sans les frotter, ils se rétréciront très peu.

Quand on dispose de *chlorure de chaux* on en

prépare une solution à 1 % additionné de sel de cuisine. On y trempe les uniformes en les agitant et on les rince de suite à grande eau. Ce procédé efficace, très rapide, ne détériore pas les uniformes si on ne prolonge pas le bain chloré au delà d'une minute.

Une immersion du linge de corps dans du *vinaigre fort* sera très utile aussi, mais les vapeurs de vinaigre sont irritantes pour les yeux, les voies respiratoires, la peau, quoique sans danger. Une solution de lysol ou de crésol à $^1/_2$ % rendra les mêmes services.

Dans les pays où on emploie le chlore ou l'acide sulfureux ou des vapeurs ammoniacales comme gaz asphyxiants, il sera très avantageux de dégager ces gaz par le trou de la serrure dans une salle où on aura suspendu les uniformes et le linge de la compagnie pour en tuer la vermine.

Le mieux sera cependant de créer dans chaque division de troupes un poste d'épouillage permanent, qui se composera d'une étuve roulante à vapeur sans pression, facile à faire fonctionner, telle qu'on en a partout et d'un personnel de 20 soldats sanitaires dirigé par un médecin. Ce poste possède en outre 40 sacs de toile numérotés, 200 à 300 chemises, caleçons de toile et chaussettes, des linges, des blouses en toile cirée pour le personnel, des brosses et quelques seaux. Dans une maison voisine on réservera 2 chambres contiguëes. On y amènera tous les soldats par section.

Dans la première salle 20 soldats à la fois se déshabillent, placent les uniformes dans les sacs de toile qui sont introduits de suite dans l'étuve, où ils resteront ½ heure dès que la température a atteint 100°. Le linge est ramassé pour être bouilli dans l'eau de soude et remis à d'autres sections quand il sera sec. Les soldats sont tondus et avec de l'eau chaude placée dans des seaux ils se savonnent, puis se brossent mutuellement la peau, se sèchent avec les linges et passent alors nus dans la seconde pièce où, après s'être enduit les parties velues d'un des liquides insecticides signalés plus loin, ils reçoivent du linge propre et remettent leur uniforme sortant de l'étuve. Pendant ce temps, les sacs et fourrures sont brossés par les soldats sanitaires, arrosés de benzine et introduits pour la nuit dans l'étuve refroidie qu'on maintient fermée. Ce poste devra être très près de la ligne de feu et suivre la troupe dans tous ses mouvements. Avec une étuve, on arrive à épouiller 150 hommes par jour.

Pendant les transports de troupes par *chemin de fer,* on peut transformer un wagon en chambre d'épouillage en y étalant les uniformes. Après avoir chauffé très fort la pièce on y introduit une vapeur dense venant de la locomotive, en dévissant simplement un tuyau du chauffage.

Au bout de deux heures, on referme la conduite à vapeur et on continue à chauffer le wagon en y maintenant un courant d'air pour sécher rapidement les objets imprégnés d'humidité. Ce procédé n'est pas parfait, car il est difficile d'arriver à une température assez élevée, mais il est excellent tout de même, puisqu'utilisable quand le temps est compté, d'autant plus que souvent une destruction même incomplète des poux peut enrayer une épidémie.

On peut aussi transformer des tonneaux, des armoires, un wagon, en chambre à sulfuration, à condition qu'ils soient hermétiquement fermés.

La plus grande difficulté à laquelle on se heurte dans cet épouillage en chemin de fer, c'est le danger de refroidissement des hommes pendant que leurs vêtements leur sont enlevés ; pendant ce temps on les fera se frictionner énergiquement l'un l'autre avec de l'huile et du pétrole à parties égales, puis on leur donnera leurs couvertures propres pour s'en envelopper. (Interdire de fumer de peur des brûlures.)

Sur le front, autant que les circonstances le permettent, on ordonnera aux soldats de changer souvent de linge. Si le linge de rechange n'a pas pu être lavé ou épouillé, on le roule dans le sac après l'avoir secoué et on y verse un peu *d'eau de Javelle ou de benzine,* ou on l'imprègne d'une *décoction de tabac* (deux cigares pour un litre d'eau) beaucoup plus efficace que la naphtaline, ou encore du liquide qui surnage quand on a agité de l'alcool avec du goudron de bouleau (ol. betulae) ou de houille.

Il est de toute importance de rendre obligatoire pour la troupe le port de caleçons de toile plutôt que la possession de deux paires de pantalons d'uniforme. *Les chemises des soldats devraient être toutes sans plis permanents, en forme de kimono. Ceux qui peuvent s'en procurer en soie le feront avec avantage.*

Quant aux *poudres et aux liquides* dits *insecticides,* ils sont incapables de débarrasser de la vermine un homme qui en est couvert ; ils ont cependant une certaine action préventive. Mais même si une substance tue les poux, ceux-ci piquent souvent la peau qui en est enduite avant de mourir [1].

On recommandera donc : *En frictions de la peau du dos, de la ceinture et du pubis,* tous les trois soirs le mélange de pétrole $^1/_3$ et d'huile $^2/_3$; l'essence de térébenthine à 15 % dans de l'huile ; l'huile camphrée à 10 %, l'anisol à 5 % dans l'eau-de-vie ordinaire, ou l'huile de parafine et toutes les huiles essentielles.

Pour imprégner le linge de corps : la décoction de tabac, le crésol à $^1/_2$ %, le vinaigre, l'extrait alcoolique de goudron.

En poudrage de tout le linge : le soufre sublimé (on l'évitera si on a l'intestin délicat, car il peut

[1] Je reçois à l'instant une brochure du service sanitaire du Canton de Vaud où le professeur Galli-Valerio affirme avoir fait la même constatation.

donner des entérites). Une poudre formée d'un mélange de talc, d'argile et de magnésie calcinée imprégnée de 3 % de tricrésol et parfumée si l'on veut. Ces poudres doivent se préparer en gros et être distribuées aux troupes en boîtes de métal dont le couvercle est percé de trous fins.

On pourra aussi avec avantage se servir de farine de bois imprégnée de goudron et de crésyl.

En sachets qu'on porte sous sa chemise, à raison de un sur le dos, un sur la poitrine et un cousu à la doublure des poches du pantalon, le paradichlorbenzol ou globol (2 gr. par sachet. Renouveler tous les trois jours), le camphre, la naphtaline (action peu marquée. En poudrages sur la peau, elle peut donner de vilaines ulcérations, surtout au scrotum. En pommade à 5 % elle a un certain effet).

Pour *la paille et les paillasses des tranchées* on se trouvera bien en y faisant des pulvérisations du mélange suivant : huile de térébenthine 10,0 ; tétrachlorure de carbone, alcool à 90 % àà 43,0 ; savon vert 4,0, qui tue les poux, mais pas les lentes. Il faudra donc recommencer toutes les semaines. Dans les cantonnements on battra les couvertures et on agitera la paille en plein air chaque matin.

Les médecins peuvent se protéger eux-mêmes en portant sur la peau du dos et de la poitrine des plastrons imprégnés d'onguent gris ; mais il serait dangereux de le permettre aux soldats incapables de discerner les premiers symptômes d'hydrargyrisme.

On protègera quelque peu les pansements contre les poux en les saupoudrant de iodoforme ou en en collant les bords.

A L'HOPITAL :

Dans les hôpitaux civils bien tenus, pas trop bondés, si un cas sporadique de typhus est amené, il suffira de tondre et baigner le malade à l'arrivée et de passer ses vêtements une heure à l'étuve qui existe partout, en veillant à ce que la température y dépasse 100°. Le malade d'exanthématique pourra à la rigueur y être soigné avec les autres, à la condition toujours remplie dans un hôpital convenable en temps de paix, que malades et personnel soient sans poux et les chambres bien aérées. On recouvrira son lit d'une couverture imprégnée de solution diluée de crésol pour plus de prudence. Si on n'est pas sûr de ses infirmiers, on isolera le patient.

En cas d'épidémie, comme le nombre des cas augmente rapidement, on créera des lazarets spéciaux, bien aérés et bien éclairés, avec salle de réception séparée, si possible, du bâtiment principal. Cette salle sera divisée par une paroi en une partie sale et une partie propre, avec personnel séparé. Le malade arrive dans la première où il est déshabillé, tondu, rasé, savonné. Dès qu'il est dans son bain, la baignoire montée sur roulettes est poussée par une porte basse dans la partie propre. Le seuil de cette porte est formé d'une gouttière qu'on maintient pleine de pétrole pour interdire le passage des poux qui pourraient s'échapper.

Dans la même paroi mitoyenne se trouvera un four à air chaud avec une porte des deux côtés. On y suspendra les vêtements du malade qui, si la température atteint 120°, seront retirés au bout d'une demi-heure par le personnel, du côté propre et brossés. Le malade est enduit de liquide insecticide et conduit dans les salles.

Les employés du poste de réception, partie sale, seront pris de même que tout le personnel du lazaret si possible, parmi des individus immunisés par une précédente atteinte d'exanthématique et on enverra les convalescents comme aides dès qu'ils seront assez forts. On ne mettra dans ces postes aucun homme de plus de 40 ans, car plus âgés ils ont trop de chance de mourir s'ils s'infectent. Ce personnel, ainsi que tout celui de l'hôpital, devra porter un costume spécial en toile, d'une seule pièce, formé d'un long pantalon fermé en bas en cul de sac avec semelles de caoutchouc ou semelle de toile et caoutchouc chaussés par dessus, et cousus à une veste ne s'ouvrant qu'au dos, au cou et aux manches qui sont longues. Les poux ne pourraient donc arriver à la peau que par le col et les manches. Pour le poste de réception et les médecins on protègera en outre les mains par des gants de caoutchouc serrés au poignet pardessus la blouse et on fera faire autour du cou qu'on ne peut pas serrer, un col militaire montant sur lequel on colle une bande de leucoplaste plissée en gouttière contenant un filet de glu, barrière infranchissable pour les poux. La fente du dos sera aussi couverte d'une bande de leucoplaste. Aux infirmiers en contact avec les malades toute la journée on sera obligé de faire porter un costume semblable à celui des médecins, mais en deux pièces, le pantalon serré à la ceinture par une élastique, on comprend aisément pourquoi. Les sœurs aussi seront obligées de porter le même pantalon fermé en bas, elles le recouvriront d'un grand tablier croisé derrière. Au poste d'épouillage ce costume sera en toile cirée lisse comme certains manteaux d'automobilistes. On voit mieux les poux sur un fond noir. Tous enfin auront la tête couverte d'un bonnet de toile serré au front et sur la nuque. On fera accepter ces mesures au personnel en lui expliquant l'énorme tribu payé dans toutes les épidémies de typhus par les infirmiers et médecins avant qu'on eût su ou pu se protéger contre les poux.

On cherchera à avoir toujours dans les lazarets une salle vide afin d'y transférer de suite, pendant qu'on la désinfectera au soufre, les malades d'une chambre qui pourrait se trouver infectée de poux malgré les mesures prises. En sortant de la chambre contaminée, le malade recevra du linge frais. Il importe que dans un hôpital semblable on dispose d'une grosse réserve de chemises et de draps. Le linge sale sera recueilli dans des sacs de tissu serré et bouilli à l'eau de soude. Dès le cinquième jour de sa convalescence, le malade peut rentrer sans danger dans sa famille si ses forces le lui permettent et s'il est absolument épouillé. Les visites à l'hôpital peuvent être autorisées dans les cas endémiques à condition qu'un personnel stylé veille à ce que le visiteur reste à un mètre au moins du lit, non pas de peur qu'il ne soit infecté, mais de crainte qu'il ne donne des poux au malade. En cas d'épidémie on interdira toute visite à moins que le visiteur n'ait été épouillé à l'entrée si l'hôpital est propre, et à la sortie s'il est infesté de vermine.

Dans les hôpitaux militaires en temps de guerre, il est souvent impossible de procéder comme je l'ai décrit. En effet, au lendemain d'un combat sanglant, une formation sanitaire pourra recevoir d'un jour à l'autre plusieurs centaines de blessés dont un ou plusieurs peuvent être atteints du typhus. Pour maintenir le principe strict de l'épouillage, si on reçoit un convoi trop nombreux, on procédera comme suit : Tous doivent passer par le poste de réception où ils seront dévêtus dans la partie sale. Mais s'il est impossible de baigner et surtout de tondre tous les arrivants, on les lavera et savonnera tous rapidement, on leur frottera la tête et les régions pileuses de pétrole et d'huile, et on leur mettra un bonnet serré dont on aura fait une provision d'avance, puis on les fait passer nus à la partie propre par la porte basse et on les conduira à la salle de pansements, à la salle d'opérations, ou aux chambres de malades. Toute la paperasserie administrative doit se faire après le passage au poste de réception et l'épouillage. Les nouveaux entrés réunis dans les mêmes salles seront baignés et tondus quand on en aura le temps. Les malades de typhus exanthématique doivent être séparés le plus tôt possible des cas chirurgicaux. Malheureusement les jours d'encombrement on aura beaucoup de peine à distinguer les fébriles par plaies des fébriles par typhus porteurs de plaies également, c'est pourquoi on devra en temps d'épidémie surtout, épouiller tous les blessés. On se souviendra qu'il suffit d'un pouilleux pour infecter tout un hôpital. On n'admettra donc aucune exception. Les cas très urgents seront passés par le poste d'épouillage où on les dévêtira en tout cas. Les objets de pansements couverts de poux seront de suite jetés dans la solution de crésol à la salle de pansement.

Quant aux vêtements, si les dimensions des fours empêchent de les épouiller le même jour, ou si on n'a pas encore de four, on les conduira aussitôt à plus de cent mètres de toute habitation et on les laissera dehors, dans un endroit séparé si possible par un ruisseau de la maison la plus proche. Les poux mourront d'inanition. Les uniformes de toutes les armées sont d'assez bonne qualité pour pouvoir supporter un séjour prolongé au soleil et à la pluie. Dès qu'on en aura le temps on reprendra ces vêtements, pour les faire passer à leur tour au four d'épouillage à cause des lentes. Les soldats portent souvent leur argent dans des sachets suspendus autour de leur cou par un lacet. Ces sachets peuvent être pleins de lentes et de poux et cependant les malades ne veulent pas s'en séparer. Il sera donc bon d'avoir une provision de sachets semblables propres, où on mettra l'argent du soldat dès qu'il sera prêt à passer dans la partie propre, en gardant le sachet infecté pour le laver avec le linge. Les laveuses de linge dans les hôpitaux sont aussi souvent victimes du typhus. On l'évitera en leur ordonnant de jeter de suite et pour une demi-heure dans l'eau bouillante contenant du carbonate de soude les sacs de linge sale venant des chambres ou du poste de réception avant de les ouvrir.

Pour les médecins ou le personnel qui rentrent en ville après le travail, on aura deux vestiaires : l'un où on laissera son pardessus, son veston, son chapeau, et l'autre où sera déposé le costume d'hôpital. Les poux sont capables de se faufiler partout et passeraient facilement d'un vêtement à un autre. On ne prendra jamais assez de précautions contre eux, car il ne s'agit pas seulement d'éviter d'héberger des poux, il faut éviter d'en avoir un seul même un instant, puisqu'il suffit d'une seule piqûre d'un poux en période de virulence pour infecter le médecin ou son entourage. Si on a à soigner des typhus sans avoir de costume spécial à disposition, on portera au moins une blouse boutonnée derrière, des bottes enduites de pétrole ou des caoutchoucs et des gants. Si le lazaret n'est pas parfaitement épouillé, on se fera suivre à la visite par un homme chargé uniquement de surveiller si un pou est tombé sur sa blouse et de le tuer de suite. On fera en outre, à midi et le soir, un examen complet de son linge de corps et on pourra constater que ce n'est pas inutile.

On se servira de préférence d'un stéthoscope à longs tuyaux de caoutchouc pour ausculter ce genre de malades.

Dans les *lazarets improvisés* ou dans les hôpitaux déjà existants, si le nombre d'entrées arrive à dépasser le nombre de lits disponibles, on aura le moins possible recours aux paillasses placées sur le sol, car les poux y passent trop vite de l'un à l'autre. Il vaudra mieux improviser les *hamacs* à l'aide de couvertures fixées aux quatre coins, ou même, malgré les inconvénients que cela présente, faire coucher deux patients dans un seul lit à condition qu'ils aient la même maladie.

Même dans les périodes d'encombrement, au cas où on n'aurait pas encore d'installation d'épouillage, il est indispensable que les entrants soient dévêtus complètement, avant d'arriver non seulement à leur chambre, mais même à l'étage.

Dans les pires conditions, si un convoi arrive de nuit dans un hôpital déjà bondé, on devra, même si on n'a pas de chemises à disposition et pas d'installation d'épouillage, dévêtir ces malheureux dans le vestibule d'entrée, les frotter de pétrole et les transporter nus dans les lits déjà occupés, plutôt que d'introduire un seul vêtement couvert de vermine dans l'hôpital, car il est infiniment plus dangereux pour les patients eux-mêmes de voir tous les médecins et les infirmiers tomber malades que d'avoir froid quelques minutes.

Dès le lendemain on fera construire les lits d'urgence avec des caisses, et on aura eu le temps de bouillir le linge des nouveaux arrivés.

En résumé, *en temps d'épidémie de typhus, tout hôpital doit dès le premier jour être pourvu d'une installation d'épouillage et d'un poste de réception sous tente en attendant d'en avoir construit un plus confortable, et je ne parle pas seulement des lazarets, mais surtout des hôpitaux pour blessés* où le typhus peut faire rapidement d'énormes ravages. Il est absolument insuffisant d'avoir un poste d'épouillage par ville, si bien installé qu'il soit.

Est-il nécessaire en cas de typhus exanthématique de prendre des *mesures contre la propagation de l'infection par la voie aérienne ?* Plusieurs médecins portent des masques de tulle devant le visage à leur visite aux infectés. S'ils prennent à côté de cela toutes les mesures contre les poux, c'est bien ; mais comme la propagation par l'air n'a pas encore été démontrée par une seule observation sûre, même par élimination, je crois que c'est inutile. En outre, en admettant cette possibilité devant le personnel, celui-ci risque de l'admettre trop vite et de négliger la lutte fatigante contre les poux en attribuant tout à la voie aérienne.

Pour les matières fécales, il en est de même, elles ne propagent pas le typhus exanthématique ; il est mieux cependant de les désinfecter à la chaux. Les mains et les ongles des infirmiers devront être très propres. On leur recommandera de ne pas se gratter et de ne pas écraser de poux entre leurs doigts sans les passer de suite au sublimé, puisque les poux écrasés et leurs fèces peuvent inoculer le typhus dans les lésions de grattage.

Pour les **cadavres** il est connu que les poux quittent le corps de suite après la mort et, comme on n'est jamais sûr que le mort n'en hébergeait pas, on interdira toute cérémonie dans la maison mortuaire, et on enterrera à une profondeur décente, surtout en Orient où il est d'usage d'aller manger sur la tombe des siens. L'incinération sera faite partout où cela est possible.

Le transport par chemin de fer n'offre pas de dangers si les conditions ordinaires sont observées et si on verse une certaine quantité d'éther ou de benzine sur le corps avant de clouer le cercueil.

Dans le typhus exanthématique, il n'y a pas de contagion par porteurs de bacilles après la guérison, donc dès la sortie de l'hôpital le malade n'offre aucun danger s'il n'a plus de poux, et deux semaines après le début de la convalescence, même s'il a des poux, ceux-ci sont inoffensifs s'ils n'ont pas absorbé du sang d'un autre malade.

La lecture du chapitre suivant montrera enfin que dans une région contaminée, il importe par-dessus tout que des laïques avec des titres divers d'administrateurs ou d'économes ne puissent en aucune façon s'opposer aux mesures prises par le médecin, même s'ils ne les comprennent pas et si cela pouvait compliquer le contrôle du matériel.

Après avoir vu de près une terrible épidémie, je reste convaincu qu'avec beaucoup d'énergie et à peu de frais relativement, on peut éviter facilement le typhus ; mais cela exige une organisation systématique. A l'époque où nous vivons il ne devrait plus y avoir de poux dans les armées en campagne, et cependant aucune n'a encore su s'en débarrasser complètement.

CHAPITRE XI

L'épidémie de typhus exanthématique en Serbie, en 1914-1915

Si j'essaie de décrire ici ce que j'ai vu de cette épidémie, c'est plus comme document épidémiologique que comme exemple de l'application pratique des mesures énoncées plus haut. Je dirais même que j'écris ce chapitre pour montrer comme il ne faut pas faire si je ne craignais par là de paraître critiquer une nation que j'aime et que j'admire. En effet, le service sanitaire serbe ne peut pas être rendu responsable de l'insuffisance des moyens opposés au fléau, il fut victime des circonstances. Au moment de la déclaration de guerre inattendue de l'Autriche, la Serbie se trouva dans les circonstances les plus difficiles. Ses réserves sanitaires étaient très réduites par les guerres balkaniques à peine terminées. L'industrie du pays étant encore à l'état embryonnaire, il fallut faire à l'étranger des commandes d'étuves à désinfection, d'objets de pansements, de produits pharmaceutiques, de literie, dont une bonne partie ne put pas être livrée, les états fournisseurs étant entrés en guerre et interdisant l'exportation de produits dont ils avaient eux-mêmes besoin. Ce que certains neutres envoyaient encore, d'autres états devenus depuis des alliés en entravaient le transit.

Le pays manquait aussi de médecins. Dans toute la Serbie il y en avait au plus 500, un chiffre dérisoire quand il s'agit d'assurer le service médical d'une grande armée et d'un peuple. Il y avait encore moins peut-être de garde-malades instruits. Quant aux missions médicales étrangères des guerres balkaniques antérieures, il n'y fallait plus compter et pour cause. C'est tout au plus si quelques médecins américains, anglais, suisses, hollandais et russes, viennent à leur secours dans la première année de guerre, ainsi qu'un certain nombre d'étudiants ou de médecins encore inexpérimentés venant des universités d'occident ou fugitifs d'Asie mineure. Une mission française arriva vers la fin de l'épidémie.

A côté du manque de médecins et du manque de matériel, il y eut le manque de locaux appropriés. La Serbie est peuplée surtout de paysans très sympathiques, mais à mœurs patriarcales. Les hôtels et les bâtiments publics transformables en hôpitaux, comme les voies de communications, y sont plus rares qu'en occident.

Lorsqu'en novembre 1914 j'arrivai à Nisch, la situation était critique. Malgré de belles victoires, l'armée serbe avait dû céder et se retirer devant l'invasion autrichienne. Belgrade, Valiévo, Chabatz et les villes du nord où se trouvaient les meilleurs hôpitaux et le maximum de ressources, étaient entre les mains de l'ennemi. Non seulement tous les blessés avaient dû être évacués vers l'intérieur, mais les civils avaient suivi le gouvernement dans son exode et encombraient les villes du centre. Nisch avait à ce moment vu tripler sa population et ces foules entassées, n'ayant pas toujours pu emporter leur literie, étaient déjà en proie en partie à la vermine d'ordinaire abondante dans toutes les hôtelleries d'orient.

Le terrain était ainsi préparé au développement d'une épidémie de typhus exanthématique et de fièvre récurrente. Il ne manquait que la semence. Celle-ci était toute prête pour la récurrente qui existait à l'état endémique dans certaines villes du sud récemment arrachées aux Turcs. Quant au typhus il semblait avoir disparu depuis l'épidémie des guerres balkaniques, mais subsistait probablement sous forme de cas sporadiques.

Faute de place dans les hôtels confortables, je fus obligé de passer une nuit dans un de ces caravansérails où soldats, paysans et paysannes dormaient pêle-mêle tout habillés sur le sol nu et serrés les uns contre les autres à cause du froid. C'est là que dès les premiers jours je fis la connaissance du pou de vêtement, et huit jours après, j'avais une poussée de fièvre récurrente.

A cette époque je visitai plusieurs hôpitaux militaires à Nisch. Il y avait alors bien des malades, mais peu de cas infectieux ; c'était surtout des entérites et des bronchites. Envoyé à Vrania comme médecin d'un des plus beaux hôpitaux de réserve du pays, une grande caserne moderne et bien éclairée, j'y trouvai des conditions sanitaires assez bonnes aussi.

L'hôpital contenait environ 400 lits, plus 200 lits improvisés au moyen de caisses à munition. Il était destiné aux cas chirurgicaux. Un lazaret de 100 lits environ abritait les malades. A ce moment, outre la fièvre récurrente et pas mal de cas de dysenterie d'ailleurs assez bénigne, il y avait peu de maladies contagieuses dans l'établissement.

Les mesures prises contre elles étaient judicieuses :

A l'arrivée d'un train sanitaire, un d'entre nous se rendait à la gare pour procéder avec le médecin du train à un triage rapide des soldats. Ceux qui étaient blessés légèrement, destinés à être soignés en polyclinique, se rendaient en ville où ils trouvaient à se coucher sur le sol malheureusement nu souvent, faute de paille, de quelque café évacué pour eux. D'autres rentraient dans leur village distant souvent de plusieurs lieues et venaient de là se faire panser. Les cas de maladies infectieuses étaient envoyés au lazaret et les gravement blessés à notre hôpital.

Ces derniers nous arrivaient directement de la ligne de feu, mais au bout de trois à cinq jours.

Ils étaient en général couverts de poux et très souvent fébriles.

L'arrivée des trains sanitaires avait lieu toujours de nuit ; aussi dès qu'on eut des convois un peu nombreux, fut-il impossible de distinguer déjà à la gare les fébriles par plaies, des blessés fébriles par maladie infectieuse. Ceci d'autant plus que la fatigue des soldats, la diversité des langues, Serbes et Autrichiens mélangés, rendaient toute anamnèse impossible. Des cas de fièvre récurrente surtout s'introduisirent parmi les cas chirurgicaux.

A l'entrée à l'hôpital, tous les nouveaux cas étaient réunis dans un grand vestibule où s'ouvraient les portes du bureau administratif et celles de la salle de bains.

Après avoir rempli les formalités d'usage, ils étaient tondus, baignés, vêtus de linge propre et amenés ainsi dans les salles de pansement. Les vêtements étaient de suite désinfectés dans une étuve à vapeur sous pression qui fonctionnait dans la cour.

Les chambres étaient maintenues ainsi assez propres. Dès qu'un cas de maladie infectieuse se révélait, il était évacué sur le lazaret avant d'avoir pu contaminer les autres.

Le personnel infirmier laissait cependant à désirer. A part quelques dames de la Croix-Rouge de Belgrade, toutes parentes de médecins distingués, pleines de zèle et bien préparées à ce travail par l'expérience de deux guerres antérieures, nous n'avions pour le service des chambres que des prisonniers autrichiens animés parfois de bonne volonté, mais nullement préparés à ce genre de service. Plusieurs furent surpris battant, dans la simplicité de leur âme de père de famille, des malheureux qui avaient sali leur lit ; d'autres firent manger si vite des soldats gravement atteints qu'ils provoquèrent des pneumonies par déglutition. Enfin et surtout, presqu'aucun ne prenait les précautions nécessaires pour éviter les poux du vêtement.

C'est sur ces entrefaites que survint la bataille de la Kolubara qui fut une grande victoire serbe et qui libéra le territoire national.

Comme elle fut très sanglante, de nombreux trains sanitaires nous en amenèrent des blessés. Notre hôpital avait déjà tous ses lits occupés et plusieurs nuits de suite des centaines de nouveaux cas nous arrivaient encore.

On en mit deux par lit, on en coucha sur des paillasses dans les corridors. Ce fut une cohue pendant quelques jours.

Dans ces conditions, il fut impossible avec deux baignoires et autant de tondeuses d'épouiller soigneusement tout le monde dès l'entrée. Les ciseaux et l'étuve à vapeur fonctionnaient sans arrêt ; mais on fut obligé de recevoir dans les chambres de malades des soldats non désinfectés, trop épuisés pour attendre leur tour dans le vestibule.

Un autre ennui survint : On manqua de linge. L'hôpital était prévu pour 500 blessés, il en abritait plus de 1000. Le magasin ne contenait pas 1000 chemises et, pour comble de malheur, il fut impossible de trouver un nombre suffisant de femmes pour lessiver le linge sale. Quelques-unes d'entr'elles étant tombées malades, les autres prirent peur et ni la douceur, ni les menaces ne purent les obliger à retourner à leur lessive.

Enfin le nombre des Autrichiens faits prisonniers dans la bataille fut tel qu'on ne sut pas où les loger. Beaucoup, quoique traités très humainement, ne purent supporter la nourriture et le genre de vie du pays, tombèrent malades et contribuèrent encore à bonder les hôpitaux.

Ainsi la vermine augmenta rapidement. D'ailleurs le typhus existait en Bosnie en novembre, alors qu'on n'en voyait pas en Serbie.

Dans mon service le nombre des malades devint si grand qu'il fut impossible de les évacuer. On transforma le rez-de-chaussée du bâtiment en un lazaret d'infectieux. C'est alors que je vis les premiers cas de typhus exanthématique, chez des prisonniers arrivant du front. Ils étaient rares encore et beaucoup moins malins que ceux que je vis plus tard. Mais les conditions étaient remplies pour la propagation du contage et le problème angoissant se posait : Comment désinfecter et épouiller un hôpital pendant qu'il est plein ?

A Vrania, grâce à l'énergie et à l'intelligence

du médecin administrateur, on y réussit à peu près, l'épidémie y fit peu de ravages, aucun médecin n'y mourut.

Au même moment, à la fin de décembre 1914, le typhus exanthématique commençait à se montrer dans toutes les villes serbes et parmi les troupes maintenant immobilisées aux frontières.

C'est alors que le ministère de la guerre me pria de me rendre à Pirot, ville de près de 10.000 habitants comme Vrania et située également assez loin du front.

En passant à Nisch j'y revis les mêmes hôpitaux. Le typhus y était plus fréquent déjà ; mais on arrivait encore sans peine à en évacuer tous les cas dans un seul lazaret.

A Pirot la ville abritait, outre sa population ordinaire et quelques familles réfugiées de Belgrade, une petite garnison de réserve de la territoriale, un régiment de jeunes recrues logées à la caserne et sept hôpitaux dont deux réservés aux cas chirurgicaux et cinq aux cas de médecine interne.

Le principal de ces derniers, l'hôpital militaire, construit suivant le type des pavillons modernes pour infectieux, avait en outre une belle installation de douches avec étuve à désinfection par la vapeur permettant d'épouiller une ou deux centaines d'hommes par jour. Malheureusement on ne s'en servait pas pour cause de réparations, et c'était le seul établissement de la ville pour l'épouillage. Il était d'ailleurs à une demi-heure de marche des autres hôpitaux, dont inutilisable par ceux-ci pour les malades et pour les blessés.

En outre la plupart de ces hôpitaux contenaient en guise de lits, des paillasses étendues sans draps sur le sol. Les couvertures étaient en nombre insuffisant, aussi fallait-il soigner une grande partie des cas infectieux tout vêtus, ce qui exclut d'emblée la possibilité d'une lutte sérieuse contre les poux. Ici encore ce n'était pas la faute du service sanitaire serbe, puisqu'aucun état ne permettait l'exportation des objets de laine que Nisch demandait.

A mon arrivée, le premier janvier 1915, je trouvai les deux hôpitaux chirurgicaux pleins de blessés graves, datant presque tous de plusieurs semaines. Les hôpitaux médicaux étaient occupés par des soldats et des prisonniers atteints surtout d'entérites, de bronchites et de récurrente ; mais les cas de typhus exanthématique augmentaient. A l'hôpital militaire où on les évacuait tous on en comptait déjà une trentaine évoluant sans malignité extraordinaire. La population civile en était indemne, de même que la caserne.

Par ci par là de nouveaux cas surgissaient de plus en plus fréquents parmi les blessés et le personnel infirmier. Un confrère hongrois entrait en convalescence d'un typhus contracté à l'hôpital même, un médecin autrichien de ses amis, logeant dans la même chambre, était à ce moment atteint d'une forme assez sérieuse. En comptant ces deux messieurs, dix médecins ou chirurgiens soignaient les quinze cents blessés et malades des hôpitaux et assuraient le service médical de la place. Avec moi et deux autres arrivés peu après, ce chiffre fut porté à treize, mais il n'y resta pas longtemps, car l'épidémie commençait à travailler.

J'avais comme domaine un des deux hôpitaux chirurgicaux que je transformai en lazaret d'infectieux en en concentrant tous les blessés sur l'hôpital voisin.

J'avais certainement le meilleur hôpital de la ville. Un beau bâtiment à chambres vastes et bien éclairées servant en temps ordinaires de lycée départemental. Il avait deux gros défauts cependant: il manquait de toute installation pouvant servir à l'épouillage et la désinfection et les cabinets étaient dans la cour à quinze mètres du bâtiment principal. De sorte qu'en plein hiver je dus assister impuissant à ce spectacle de malades dont quelques-uns n'avaient même pas de chemises, atteints de dysenterie, obligés de traverser la cour nus, sous la pluie et sous la neige.

L'hôpital contenait 250 lits de fer avec toute la literie nécessaire. J'y logeais moi-même. Les infirmiers, en grande partie des prisonniers autrichiens comme à Vrania et à Nisch, couchaient dans la cuisine, la salle de pansement ou les corridors. Il leur était impossible de se dévêtir pour la nuit à cause du froid.

Au début j'avais des blessés serbes devenus malades, mais bientôt un convoi de 250 prisonniers malades, dont plusieurs du typhus, étant arrivés, c'est sur mon lazaret qu'on le dirigea.

Je tiens à relever ce trait tout à l'honneur des Serbes : Des prisonniers malades avaient des lits, tandis que des soldats serbes atteints du même mal couchaient dans d'autres hôpitaux sur des paillasses placées sur le sol nu.

Comme j'avais déjà plusieurs cas d'exanthématique dans mes salles et voulant les conserver à l'abri de la vermine, je donnai les ordres suivants:

1° Puisqu'il n'y a pas de poste de réception, les malades seront déshabillés complètement dans le vestibule d'entrée et transportés rapidement en brancards, nus, sous une couverture dans les salles où ils recevront du linge de corps propre.

2° Les vêtements seront chargés de suite sur un tombereau et transportés hors de ville, étendus sur un champ et gardé par les territoriaux en attendant qu'on puisse les désinfecter.

3° On construira le jour même un four à air chaud dans la cour. (La pharmacie ne pouvait pas me fournir du soufre en suffisance pour procéder par sulfuration).

De suite tous les uniformes des infirmiers furent épouillés en partie dans le petit autoclave qui me restait de l'ancienne salle d'opération, en partie en les faisant bouillir dans les marmites de la cuisine. Les parois des chambres furent passées au lait de chaux.

Dans la nuit le convoi arriva par un temps affreux, froid et neigeux. Les malades étaient transis ; mais je maintins mon ordre et j'en contrôlai l'exécution pour les premiers. Obligé alors de surveiller le transport des derniers blessés dans l'hôpital voisin je m'absentai une heure. Pendant ce temps un politicien du personnel administratif vint, blâma mes dispositions et fit transporter les malades tout vêtus dans les chambres où on les déshabilla. Alors seulement on réunit les uniformes couverts de vermine dans les corridors et on les arrosa de lysol dilué.

Résultat : Mes chambres s'infestèrent de suite et abondamment de poux. Les uniformes placés dans les corridors étaient couverts d'une nuée de ces insectes qui me donnèrent ainsi l'occasion d'étudier leur biologie.

Pendant que j'allais demander des explications à l'administration, un économe survint qui fit enfermer uniformes et vermine dans les combles du bâtiment. « C'est ainsi que l'on fait toujours, » me répondit le major administrateur ; « mais attendez quelques jours, je réformerai tout cela », et il se borna à faire construire des W. C. portatifs très élégants. Il croyait à la propagation du typhus comme de la typhoïde par les matières fécales.

Cette erreur lui coûta la vie.

Quant au four à air chaud dont j'avais dessiné

le plan et pour lequel je demandais des briques, on fut parfaitement d'accord avec moi, mais on me pria d'attendre quelques jours. C'était vers la fin de janvier.

Pendant ces quelques jours l'épidémie se propageait avec la rapidité et la violence d'une trombe.

Chez moi la plupart des Serbes et des prisonniers arrivés pour des bronchites ou des entérites prirent le typhus grâce aux poux. En quinze jours tous les infirmiers de mes chambres tombèrent malades aussi et de jour en jour le passage rapide d'homme à pou et de pou à homme augmentait la virulence du mal. La mortalité croissait d'une façon angoissante. De 15 % pour les premiers cas, elle était montée à 50 %. Dans d'autres hôpitaux de la ville c'était plus atroce encore, car la pédiculisation y était pire.

A la fin de janvier, le chirurgien de l'hôpital prit le typhus au moment où dans la chambre voisine son confrère autrichien entrait en convalescence. Il guérit. Le même jour un médecin tchèque tomba malade également et mourut. En quelques jours tombèrent malades du typhus, l'économe de l'hôpital, un jeune médecin polonais qui travaillait sous ma surveillance dans un hôpital improvisé, un chirurgien polonais dont je venais de reprendre la chambre, le major administrateur du service de santé, puis, un peu plus tard, un confrère roumain qui avait amené à Pirot sa femme et ses petits enfants. Tous ces confrères moururent l'un après l'autre. Moi-même je pris le typhus en mars.

Bref, sur 13 médecins pratiquant dans la ville à mon arrivée : deux étaient immunisés par une atteinte antérieure de typhus, deux en tombaient malades au début de l'épidémie et guérirent, huit prirent le typhus au maximum de l'épidémie et six en moururent dans l'espace d'un mois, un seul resta indemne.

Chez les soldats, le contage faisait des ravages analogues. Chaque matin des voitures emportaient au pas de leur attelage de petits bœufs amaigris, des piles de cercueils de la morgue au cimetière, précédées de prêtres qui paraissaient fourbus sous leurs ornements sacerdotaux, à force de refaire ce trajet. Derrière marchait une garde de territoriaux dont c'était devenu la tâche quotidienne.

A la morgue, certains jours j'ai vu les cadavres entassés comme des pièces de bois. Au cimetière on les enterrait à fleur de terre, faute de temps, et le champ des morts s'augmentait chaque jour de nombreux tertres nouveaux. On eut cru devant ces longues rangées de terre remuée fraîchement, voir un riche terrain prêt pour les semailles.

Dans mon hôpital, le nombre des victimes augmentant, je cherchai encore à plusieurs reprises à procéder à un nouvel épouillage, mais je ne réussis qu'imparfaitement.

Quant à mon four à air chaud, la mort successive de tous ceux qui me l'avaient promis m'en priva. Et si j'étais le maître dans les soins à donner aux malades, je n'avais pas le droit de réquisitionner du matériel sans passer par l'administration.

A ma visite je voyais chaque jour un pou ou deux tomber sur ma blouse. En vérifiant deux fois par jour mon linge de corps, j'en trouvais souvent. On en trouvait même sur le linge venant de la buanderie. Mes deux ordonnances s'infectèrent et je dus permettre à l'un d'eux de rester couché vers mon poêle dans ma chambre à coucher. Il n'y avait pas de place pour lui dans les chambres et il préférait, non sans quelque raison, mourir sur la rue plutôt que d'entrer à l'hôpital improvisé au casino des officiers.

Obligé outre ma tâche déjà trop grande, d'aller surveiller d'autres hôpitaux dont les médecins étaient malades, morts, ou inexpérimentés, je me trouvais devant l'alternative de suivre tous mes malades très superficiellement en distribuant rapidement antithermiques ou digalène comme l'usage s'était établi ailleurs, ou bien de n'en voir qu'une partie chaque jour. C'est à quoi je me décidai. Je choisis quelques prisonniers intelligents et leur enseignai à juger d'un pouls, à surveiller leurs camarades dans les soins de la bouche et du nez des malades et dans l'art de faire des maillots. Ces aides reçurent chacun quelques chambres avec l'ordre d'y faire des injections sous-cutanées massives d'huile éthéro-camphrée à tous ceux dont le pouls devenait mauvais. Je pus ainsi m'occuper surtout des cas graves, de ceux qui entre le dixième et le treizième jour étaient dans la période critique, et me reposer sur mes aides pour les autres.

Je dois reconnaître ici que si les Serbes furent humains en traitant les prisonniers autrichiens malades sur le même pied que leurs propres soldats, les prisonniers travaillant comme infirmiers me firent plaisir par leur zèle, leur courage et leur dévouement pour les Serbes comme pour les leurs. Et quand j'eus perdu plusieurs infirmiers du typhus, je n'eus aucune peine à les remplacer, bien que personne n'y était obligé et que j'avertissais du danger ceux qui offraient leurs services. Au bout d'un mois d'ailleurs je n'eus plus comme infirmiers que des convalescents du typhus exanthématique qui étaient donc immunisés.

A la fin de février l'épidémie continuait ; mais aucun hôpital n'avait encore à sa disposition un poste d'épouillage. Un nouvel administrateur vint alors plein de bonnes résolutions ; mais terrorisé dès les premiers jours, âgé d'ailleurs, il prétexta une maladie et ne se montra plus que quand l'épidémie se refroidit d'elle-même.

Dans la caserne, parmi les recrues qui dormaient couchés sur le sol nu, dans de longs dortoirs avec des paillasses pour oreillers, l'épidémie fit beaucoup de victimes. Leur médecin cependant essaya de lutter énergiquement et envoya tout le régiment, escouade après escouade, à la station de l'hôpital militaire qui leur fut réservé et où ils furent douchés et leurs vêtements passés à la vapeur sous pression. Mais comme la pédiculisation ne disparaissait pas, je dissimulai des cornets fins de papier pleins de poux et de lentes dans les uniformes. Après un séjour d'une demi-heure dans l'étuve où le thermomètre marquait 80°, je trouvai que les gros poux étaient tués, mais plusieurs tout petits reprenaient vie au bout d'une heure sur la peau d'un convalescent où j'en emprisonnai quelques-uns derrière un morceau de toile collé de sparadrap tout autour et dans quelques lentes les mouvements des bulles d'air à l'intérieur montraient que l'embryon y vivait encore. Il fallut donc chauffer l'étuve à 100° et y laisser les uniformes moins serrés une demi-heure après le moment où cette température était atteinte. En outre, dans les grandes salles, les recrues rentrant de l'épouillage étaient réinfectées par celles qui n'y avaient pas encore passé.

La population civile souffrit peu de l'épidémie, à part les réfugiés et ceux qui avaient des rapports avec les hôpitaux. Les campagnardes même qui venaient les jours de marché visiter leurs maris malades, malgré qu'on eut dû le leur interdire, n'infectèrent que très rarement leurs villages, car elles étaient propres et faisaient la chasse aux poux. Dans la ville si l'on voyait sur tous les trottoirs des artisans occupés à peindre des noms sur des cercueils neufs, les femmes du peuple continuaient à tisser et filer joyeusement devant leurs maisons, les tapisseries multicolores qui font la gloire de leur ville. Et quand un groupe de prisonniers Tchèques organisaient une soirée où l'on entendait du Wagner après l'hymne russe, l'hymne serbe et la Marseillaise, ils faisaient salle comble.

J'ai déjà dit le rôle énorme que m'a semblé jouer la peur dans le pronostic du typhus exanthématique, je n'y reviendrai pas. Mais je tiens à déclarer combien j'ai été frappé de voir comme on s'habitue au danger de mort, même de mort sans gloire par maladie infectieuse. Dans notre groupe de médecins et de fonctionnaires d'hôpitaux, nous voyions les rangs s'éclaircir rapidement ; la joyeuse tablée à la salle à manger finit par devenir une tablée de trois, mais elle restait optimiste. Nous étions sans aucun effort, arrivés à considérer le danger qui nous menaçait, le mot pour rire à la bouche, comme les soldats au front. C'est un curieux phénomène psychologique, à voir beaucoup mourir, on s'habitue à considérer la mort comme une banalité, même s'il s'agit de la sienne propre. On a une vie bien remplie, un adversaire à vaincre ; c'est comme une partie d'échecs excitante qui vous absorbe et vous fait oublier tout le reste. Et puis on a foi en sa bonne étoile. Si celui-ci est mort c'est qu'il avait la frousse, celui-là n'était plus jeune, cet autre s'était trop désinfecté à l'alcool, cet autre encore était trop gras ou trop maigre ; on en vient même à croire que pour soi-même le typhus sera sans danger et à presque se réjouir de l'avoir pour se rendre compte de ce qu'on y ressent.

Et pendant ce temps la mort fauche à larges andains. A la fin de février le nombre des médecins morts du typhus dépassait la centaine dans les hôpitaux de réserve de Serbie, c'en était presque le tiers.

Obligé de me rendre à Nisch, j'y trouvai les hôpitaux un peu moins dépourvus de matériel qu'à Pirot, mais pleins aussi. Invité à dîner par un confrère, je trouve un de mes camarades d'études délirant du typhus dans le coin de la chambre où nous mangions. Dans l'hôpital voisin, un autre confrère venu de Suisse mourait ces jours-là sans que je le sache. Et dans toutes les villes du pays l'épidémie faisait rage. Dans l'une d'elles, passant près d'un cimetière, j'y vis plus de 200 cercueils posés sur la neige en attendant leur tour. Si les chefs du service sanitaire s'inquiétaient, dans les cercles médicaux serbes, le fatalisme, le sentiment d'impuissance régnait. Le chef de l'institut Pasteur de la capitale à qui je faisais part de ma stupeur en ne voyant prendre que des mesures anodines, me dit lui-même qu'il comptait sur l'extinction spontanée de l'épidémie.

A Uskub, je vis enfin un hôpital sans typhus,

c'était celui d'une mission anglaise qui avait un personnel bien stylé, des lits, du linge en suffisance et surtout qui n'acceptaient qu'un nombre limité de blessés par chambre et par médecin.

Sans cela, de Gewgelie tout au sud à Valievo au nord, le typhus s'était répandu dans tous les hôpitaux dont j'ai pu avoir des nouvelles ou que j'ai pu visiter. C'était partout ces visages plombés au regard absent ou stupide, ces longues files de paillasses serrées où étaient entassés à demi-vêtus dans leurs uniformes ces soldats malheureux ou ces lits dont beaucoup de médecins n'osaient pas s'approcher.

Les troupes de première ligne heureusement ont moins souffert que les autres, car on en évacuait les cas fébriles immédiatement, et mesure excellente, on avait interdit aux soldats et même aux officiers de sortir de la zone des opérations de peur de se contaminer dans les villes.

En mars, au moment où en pleine période d'incubation du typhus, je quittai le pays, on sentait déjà que malgré l'insuffisance des moyens qui lui étaient opposés, l'épidémie semblait s'épuiser d'elle-même. On recommençait à voir quelques cas moins graves. Une commission internationale d'hygiène avait été nommée. Mais les wagons de chemins de fer répandaient une odeur pénétrante de formaline, inefficace contre les poux. Les états alliés envoyèrent alors en Serbie un nombre assez considérable de médecins courageux. En avril il n'y eut plus que 8200 cas de typhus ; le quinze juin ce chiffre était tombé à 1650. En mai et juin les cas d'exanthème pétéchial étaient beaucoup plus fréquents qu'en février ; en août il n'y eut plus que des cas sporadiques. L'épidémie semble donc terminée ; mais ne l'oublions pas, le typhus exanthématique est une maladie de la saison froide surtout, qui devient naturellement plus rare en été. Espérons que les mesures que nous préconisions auront été prises enfin dans toutes les villes serbes et dans l'armée, sinon l'hiver prochain pourra ramener de pénibles surprises, surtout si les hostilités reprennent une allure plus active.

Septembre 1915.

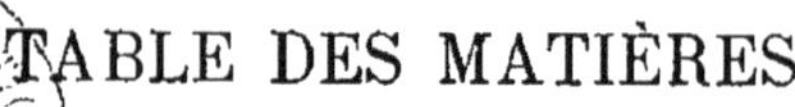

TABLE DES MATIÈRES

IMPR. SÄUBERLIN & PFEIFFER, VEVEY (SUISSE).

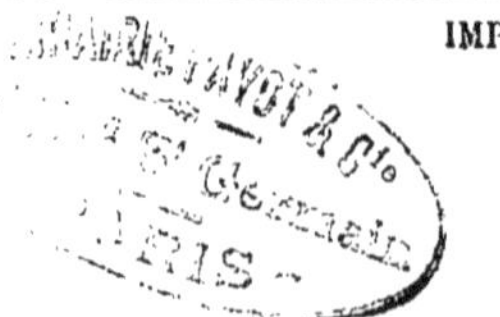

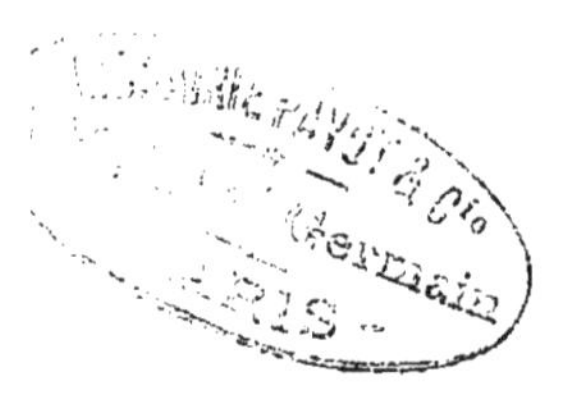

Toute dépense faite au nom de l'hygiène est une économie !

La Petite Bibliothèque de Médecine et d'Hygiène

est composée d'opuscules rédigés par des praticiens de compétence indiscutée, dans l'esprit de bon sens et de simplicité qui a toujours fait la gloire de la médecine suisse. Elle s'adresse à tous ceux qui savent apprécier les bienfaits d'une hygiène personnelle bien entendue ou qui ont à veiller sur la santé d'autrui ; elle ne prétend d'ailleurs en aucune façon au rôle néfaste de remplacer le médecin, mais vise au contraire à rendre plus efficace l'action de ce dernier et à prolonger en quelque sorte son influence bienfaisante.

VOLUMES PARUS

Dr MERMOD. — *Hygiène de l'oreille, de la gorge et du nez* . . . . Fr. 1.50
L. WINZELER. — *Hygiène de la bouche et des dents.* » 1.50
Dr BOURGET. — *Hygiène de l'estomac et des intestins.* » 1.50
Dr DIND. — *Hygiène de la peau* . . . . » 1.50
Mme MONNERON-TISSOT. — *Hygiène du malade* . . » 1.50
Dr MERMOD. — *La voix et son hygiène* . . . . . » 1.50
Dr EPERON. — *Hygiène de l'œil* . . . . » 1.50
Dr CHATELAIN. — *Hygiène du système nerveux* . . » 1.50
Dr BARD. — *Hygiène du cœur* . . . . » 1.50
Dr JAQUEROD. — *Les Hémoptysies tuberculeuses* . » 1.50

Ces opuscules, écrits pour le grand public, devraient se trouver dans toutes les familles, non pas avec les volumes gros ou petits qu'on ne lit pas, mais avec ceux que l'on consulte à tout moment. De tels ouvrages sont les bréviaires de l'avenir. *(Journal d'utilité publique.)*

Dr CULLERRE. — *Les enfants nerveux* . . . . . Fr. 3.50
Dr HELME. — *Notre santé* . . . . » 3.50
P. DE COUBERTIN. — *Essais de psychologie sportive* . » 3.50
Dr COMBE. — *Cours d'hygiène générale* . . . . » 3.—
Dr G. KRAFT. — *La bonne science* . . . . . . » 3.50
Dr MURET. — *Quelques notions élémentaires d'hygiène maternelle et infantile* . . . . . . » 1.—

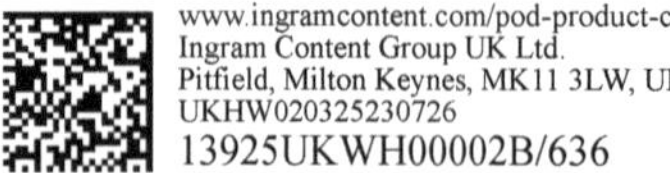

www.ingramcontent.com/pod-product-compliance
Ingram Content Group UK Ltd.
Pitfield, Milton Keynes, MK11 3LW, UK
UKHW020325230726
13925UKWH00002B/636